쉽다,
살 빼기

머리말 건강의집

우리는 병원에 직접 가기 불편한 중증장애인의 집으로
찾아가서 진료하는 의사입니다.
소소한소통과 함께 건강을 위한 쉬운 정보를 만들게 되어
기쁩니다.

살 빼는 일이 생각보다 쉽지 않습니다.
땀 흘리며 운동하는 것도 힘들고
먹고 싶은 마음을 참는 것도 힘들죠.

힘들지 않게 살을 빼는 방법은 없을까요?
아마 없을 거예요.
하지만 조금만 노력하면 되는 방법이 있습니다.
좋은 습관으로 살을 빼는 것이죠!

평소 우리의 먹는 습관, 운동 습관, 생활 습관을
좋은 습관으로 하나씩 만들어 가면
아주 힘들게 애쓰지 않아도
자연스럽게 살이 빠지고 건강해질 수 있습니다.

이 책만이 정답은 아닙니다.
책을 보면서 여러분만의 건강한 습관을
새롭게 만들어 나갈 수 있습니다.
추천하고 싶은 습관이 생기면 우리에게도 알려 주세요.

여러분의 건강을 위해 고민하고 걱정하는
우리가 있다는 걸 기억해 주세요.
여러분이 하루하루 건강하게, 기쁘게 살아가길 바랍니다.
감사합니다.

여러분의 건강한 삶을 응원하는
의사 김창오
의사 홍종원

머리말 소소한소통

뚱뚱한 사람은 모두 살을 빼야 하는 걸까요?
비만 관리는 건강을 위해 꼭 필요한 것이라 생각합니다.
예쁘고 멋지게 보이기 위해서가 아니라요.

비만으로 몸이 아픈 발달장애인이 많다고 하는데요.
『쉽다, 살 빼기』는 '발달장애인의 건강을 위해
소소한소통이 할 수 있는 일이 무엇일까?'라는
고민에서 시작한 책입니다.

비만을 관리하는 데 도움이 되는 쉬운 정보가 있다면
발달장애인도 스스로 자신의 건강을 지켜 나갈 수 있으니까요.

『쉽다, 살 빼기』는 발달장애인이 쉽게 이해하고
따라 할 수 있는 책입니다.
운동법에는 글, 그림에 QR코드 영상까지 준비했어요.
책의 내용을 실천으로 옮길 수 있도록
워크북 『하자, 살 빼기』도 함께 만들었습니다.

정말 열심히 만들었습니다.
어려운 의학 정보를 쉽게 전하기 위해
의사처럼 열심히 공부도 했고
운동법을 쉽게 설명하기 위해 사무실 구석에서
하나하나 따라 해 보기도 했고요.

이렇게 노력해서 만든 이 책이
여러분이 건강하게 사는 데 조금이라도 도움이 된다면
책을 만들며 고생했던 것들이 싹 사라질 것 같습니다.

독자분들,
항상 건강하세요.
그리고 행복하시길 바랍니다!

여러분의 행복한 삶을 응원하는
소소한소통

추천사

살을 빼다 실패한 경험이 있는 발달장애인들도
이 책을 보면 즐겁고 재미있게 살을 뺄 수 있을 것 같다.
이해하기 쉽게 잘 설명되어 있어서 좋았다.
몸에 좋은 음식이 무엇인지 알려 주고,
발달장애인에게 잘 맞는 운동을 접할 수 있게 해 주어서 좋았다.

○ 문윤경 한국피플퍼스트 대표

"쉽다, 살 빼기" 제목을 본 순간 반항이 불끈 들었다가
비만에 대한 명확하고 단순한 정의에
혼자 '그렇지, 그렇고말고'를 읊조렸다.
이 책을 따라 한다면 평생 다이어트를 해야 할 아들도
살과의 싸움을 조금은 쉽게 할 수 있겠다.

○ 김수정 서울장애인부모연대 대표

학교 현장에서 아이들의 비만은 늘 걱정의 대상이다.
이 책은 아이들에게 건강에 대한 중요성과 필요성을
쉬운 글과 그림으로 말해 준다. 마치 옆에서 말하는 듯
즐겁고 쉬운 내용으로 하나씩 짚어 주는데,
아휴, 건강을 안 지킬 수가 없겠다.

○ 권용덕 특수교사

비만은 나쁘다고 한 발달장애인분을 만난 적 있다.
진료실에 오신 발달장애인분들에게 비만은 나쁘기보다
'건강에 좋지 않은 것'이라고 잘 설명하고 싶은데 어렵다.
이제 그럴 때면 이 책의 도움을 받으려 한다.
살을 빼야 하는 이유와 방법을 쉽고 일관되게 얘기하는 책.
머리를 맞대고 고민하며 단어를 골랐을 저자들이 상상된다.
갑자기 친근해지는 이 느낌은 뭐지?

○ 추혜인 살림의원 원장

『쉽다, 살 빼기』 사전

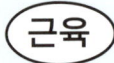

몸을 움직일 수 있도록 하는
신체 기관. 뼈와 연결되어 있다.
운동을 하면 더 단단해진다.

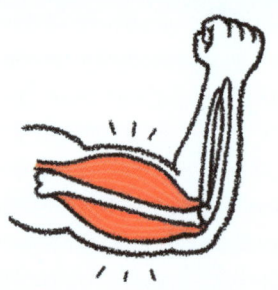

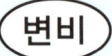

대변을 잘 누지 못하는 상태.

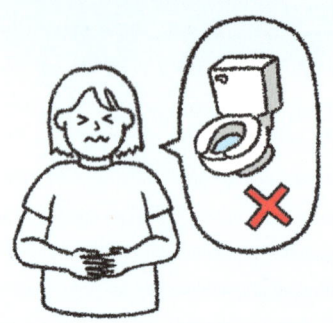

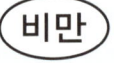

살이 쪄서 몸이 뚱뚱해진 상태.

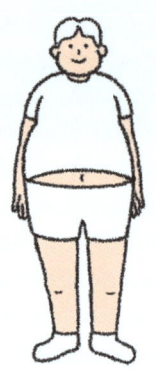

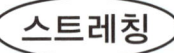

몸과 팔다리를 쭉 펴는 것.

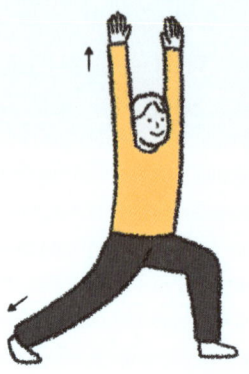

소화

먹은 음식이 몸속에서 잘게 부서지는 것.
소화가 잘되어야 음식의 영양소를
제대로 얻을 수 있다.

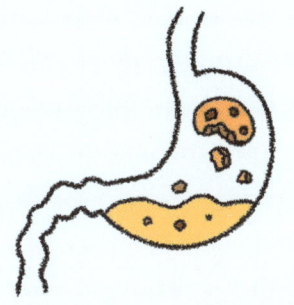

영양소

사람이 사는 데 필요한 힘을
주는 것. 주로 음식을 먹어서
얻는다.

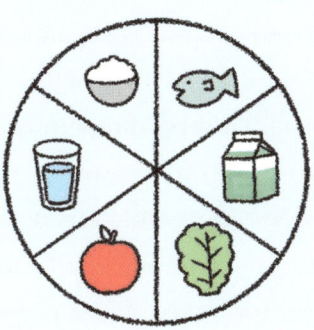

체력

몸을 움직이게 하는 힘.
또는 추위나 병을 이겨 내는 힘.
체력이 약하면 힘들거나 자주 아프다.

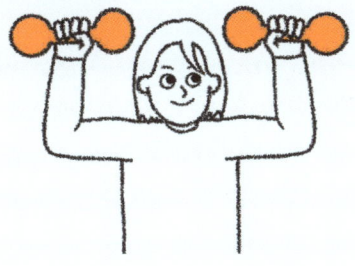

혈관

몸속에서 피가 지나다니는 길.

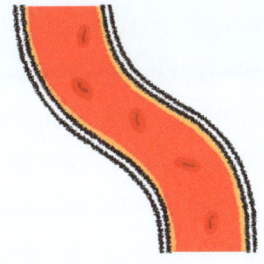

순서

머리말 건강의집	2
머리말 소소한소통	4
추천사	6
『쉽다, 살 빼기』 사전	8

① 비만, 제대로 알기

비만이란?	14
나는 비만일까?	16
복부 비만	18
비만으로 생기는 병	20
비만의 진짜 이유	22
살이 빠지는 3가지 습관	23
더 알아보기 요요 현상을 아시나요?	24

② 알맞게 먹는 습관

몸에 좋은 음식	28
몸에 나쁜 음식	34
알맞게 먹는 습관 만들기	38
더 알아보기 추천 건강 요리 '두부부침'	46

③ 자주 움직이는 운동 습관

내게 맞는 운동 찾기	50
운동의 종류	52
생활 속 운동	55
준비 운동	65
유산소 운동	79
근육 운동	89

더 알아보기 **우리 동네 체육 센터**   98

④ 건강하게 지내는 생활 습관

스트레스 풀기	102
푹 자기	104
술안주 조심하기	108
눕지 말고 앉기	109
일거리 만들기	110
습관 일기 쓰기	111

더 알아보기 **취미 생활로 매일을 즐겁게**   112

⑤ 무엇이든 물어보세요

 # 비만, 제대로 알기

비만이 뭘까? 나는 비만일까?
어떻게 해야 비만에서 탈출할 수 있을까?

비만이란 녀석,
이번에 한번 제대로 알아보자.
내 몸은 내가 지킨다!

비만이란?

'비만'이란 살이 쪄서 몸이 뚱뚱해진 상태를 말한다.
살이 쪄서 움직이기 불편하거나
몸이 무겁게 느껴진다면
혹시 나도 비만이 아닐까? 의심해 볼 만하다.

살은 왜 찔까?
많이 먹고 움직이지 않으면 살이 찐다.
반대로, 적게 먹고 많이 움직인다면?
살이 빠진다!

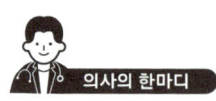 의사의 한마디

우리가 '살'이라고 부르는 건 대부분 '지방'으로 이뤄져 있습니다.
지방은 체온을 유지해 주고 활동하는 데 필요한 힘을 줍니다.
하지만 지방이 너무 많이 쌓이면 비만이 됩니다.

❓ 퀴즈

살을 빼려면 어떻게 해야 할까요? 정답에 ✔ 표시하세요.

1
- ☐ 많이 먹는다
- ☐ 적게 먹는다

2
- ☐ 많이 움직인다
- ☐ 안 움직인다

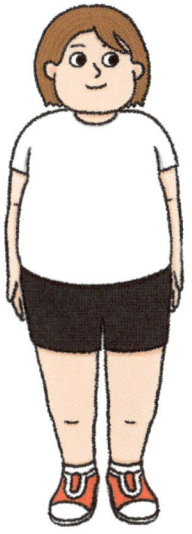 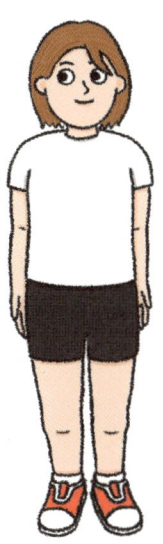

정답   1. 적게 먹는다   2. 많이 움직인다

나는 비만일까?

나는 비만일까? 아닐까?
내 몸 상태를 쉽게 확인해 보는 방법이 있다.

키, 몸무게로 확인하기

나의 키 _____ cm

나의 몸무게 _____ kg

① 키, 몸무게를 잰다.
② 인터넷에 '비만도 계산'을 검색한다.
③ 성별(남자, 여자), 신장(키), 체중(몸무게), 나이에 나의 정보를 적고 '계산'을 누른다.

〈남자, 키 175cm, 몸무게 89kg, 나이 28세인 사람인 경우〉

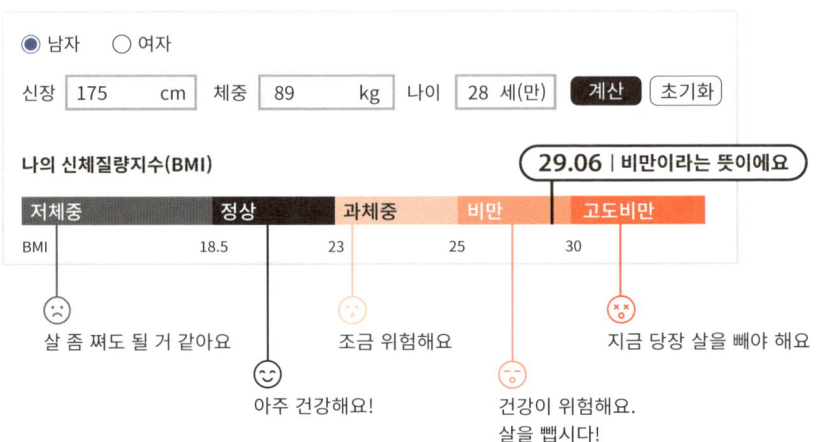

허리둘레로 확인하기

나의 허리둘레 _____ cm

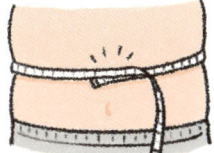

① 줄자를 준비한다.
② 숨을 편하게 내쉰다.
③ 배꼽 윗부분을 줄자로 잰다.

아무것도 안 먹었을 때 재는 게 정확하다.
남자는 90cm, 여자는 85cm가 넘으면 비만일 수 있다.

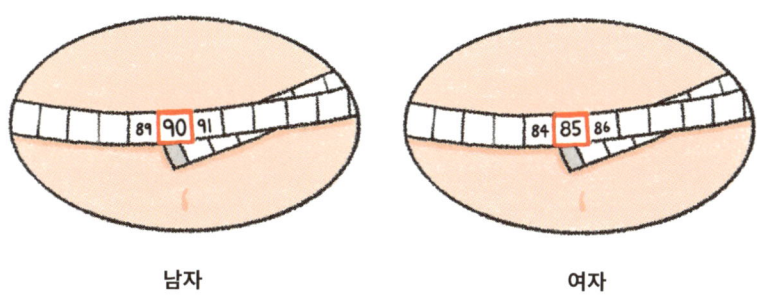

남자　　　　　　　　　여자

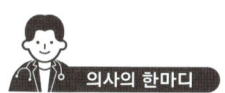 의사의 한마디

병원에서는 키, 몸무게, 허리둘레뿐 아니라
몸의 모양, 피검사 결과 등을 살펴보고 비만인지 아닌지 판단합니다.
더 정확하게 알고 싶다면 의사와 상담해 보세요.

복부 비만

'복부 비만'은
특히 뱃살이 많이 찐 상태를 말한다.

뱃살은 팔, 다리, 엉덩이 등
다른 곳에 찐 살보다 건강에 더 안 좋다.
뱃살 속에는 몸에 안 좋은 지방이 많기 때문이다.
뱃살 속 지방은 몸 전체에 퍼져서
몸을 점점 상하게 만든다.

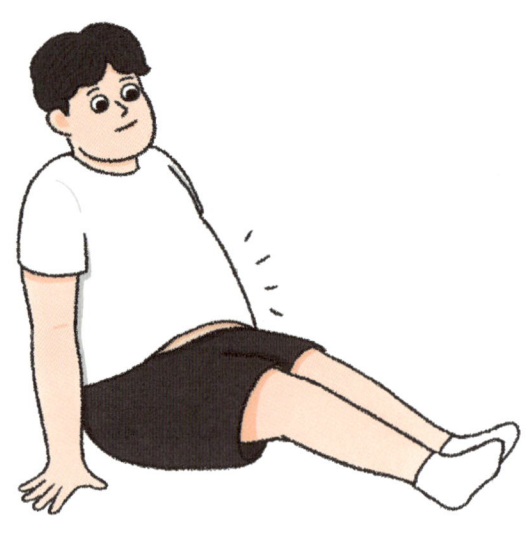

아랫배가 나온 복부 비만

아랫배가 볼록하게 나온 복부 비만은
보통 변비가 있는 사람에게 나타난다.
평소에 자주 움직이고
변비에 좋은 채소, 과일을 많이 먹는 게 좋다.

윗배가 나온 복부 비만

윗배가 볼록하게 나온 복부 비만은
여러 가지 병에 걸릴 위험이 높다.
윗배가 나왔다면 병원에 가서 검사해 보는 게 좋다.
이런 사람은 뱃살을 꼭 빼야 한다.

비만으로 생기는 병

뚱뚱한 모습이 별로여서 살을 빼야 하는 게 아니다.
비만은 건강에 나쁘다.
살이 찌면 여러 가지 병에 걸리기 더 쉽다.

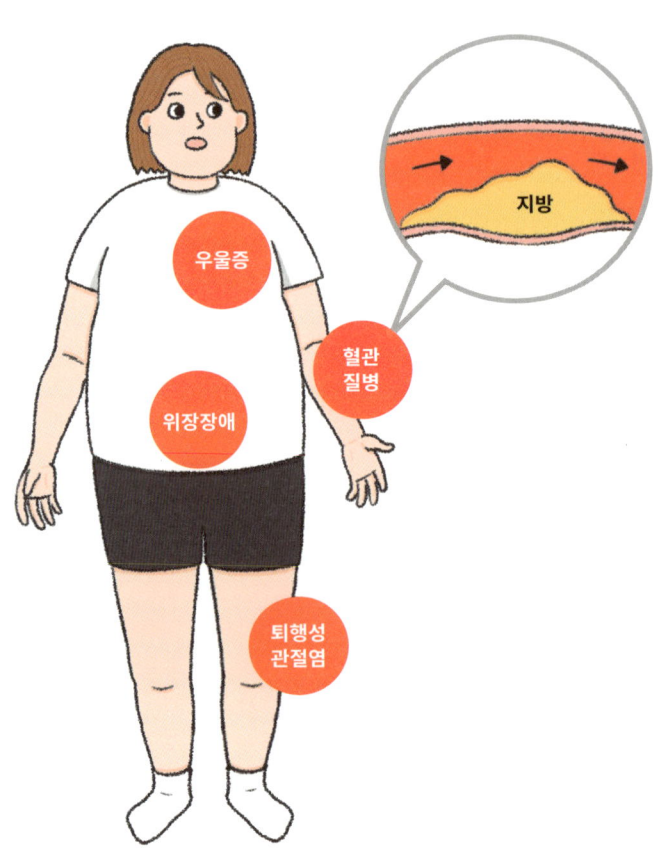

혈관 질병

혈관에 지방이 쌓여 생기는 병이다.
지방이 계속 쌓여 혈관이 막히면
심장이 멈추거나, 뇌가 다치는
큰 병에 걸릴 수 있어 무척 위험하다.

위장장애

소화가 잘 안되는 상태를 말한다.
위장장애가 되면 배가 더부룩해지거나
변비에 걸리기 쉽다.

퇴행성 관절염

무릎뼈가 약해지는 병이다.
비만이 되면 몸무게가 무릎을 누르기 때문에
무릎뼈가 점점 망가진다.

우울증

우울증은 마음의 병이다.
우울증에 걸리면 아무것도 하기 싫고,
기분이 안 좋다.
살이 쪄서 스트레스를 많이 받으면
우울증에 걸릴 수 있다.

비만의 진짜 이유

왜 자꾸 살이 찌는 걸까?
먼저 아래 내용을 살펴본 다음
내게 맞는 것에 ✔ 표시해 보자. 모두 몇 개일까?

☐ 배고프면 아무 때나 먹는다.
☐ 좋아하는 음식이 있어야 밥을 먹는다.
☐ 채소와 과일은 잘 먹지 않는다.
☐ TV나 휴대폰을 보면서 밥을 먹는다.
☐ 맛있는 음식이라면 배가 불러도 계속 먹는다.
☐ 술 마시는 걸 즐긴다.
☐ 먹고 바로 눕는다.
☐ 가까운 거리도 버스나 택시로 간다.
☐ 움직이거나 운동하는 걸 좋아하지 않는다.
☐ 밤늦게 잔다.
☐ 먹는 걸로 스트레스를 푼다.

이것들은 모두 비만이 되는 습관이다.
5개가 넘는다면 비만이거나, 곧 비만이 될 수 있다는 뜻이다!

살이 빠지는 3가지 습관

비만은 우리의 습관과 관련이 있다.
안 좋은 습관이 비만을 만든다면
좋은 습관은 살 빼는 걸 돕는다.

👍 알맞게 먹는 습관
👍 자주 움직이는 운동 습관
👍 건강하게 지내는 생활 습관

이 3가지 습관이면
누구나 건강한 몸을 가질 수 있다.
오늘부터 좋은 습관 만들기에 도전해 보자!

더 알아보기 | # 요요 현상을 아시나요?

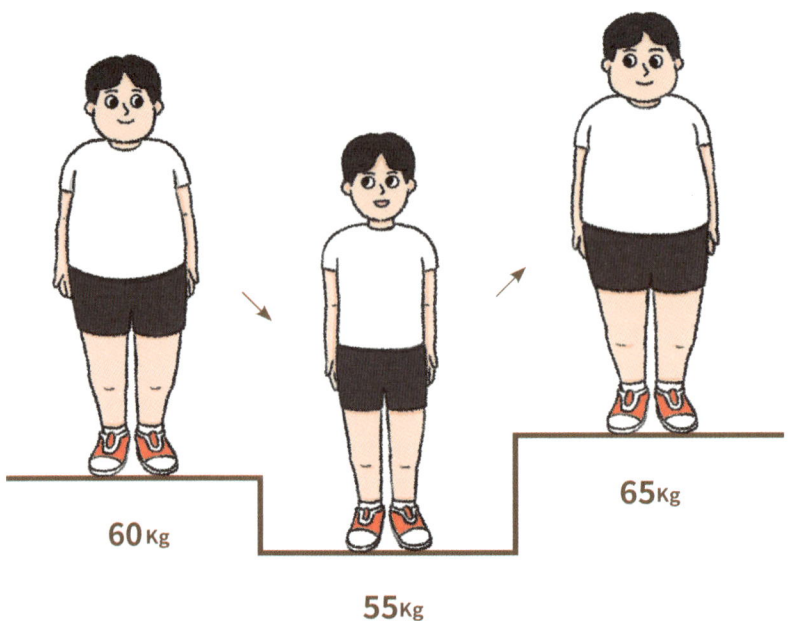

'요요 현상'이란
살이 빠졌다가 다시 찌는 일이 반복되는 걸 말한다.
요요 현상은 보통 밥을 아주 조금 먹거나
굶어서 살을 빼는 사람에게 나타난다.

아주 조금 먹거나 굶으면 처음엔 살이 빠진다.
하지만 먹는 양을 갑자기 많이 줄이면 몸에 힘이 사라진다.
그래서 일상생활이 힘들어지기 때문에
다시 원래 먹던 양만큼 먹게 되고, 살도 다시 찐다.

요요 현상이 나타나면 스트레스가 쌓인다.
스트레스를 받으면 배가 고파져서
음식을 더 많이 먹게 된다. 그래서 살이 찐다.
이렇게 요요 현상이 반복되면
전보다 더 살이 찔 수 있다.

요요 현상 없이 건강하게 살을 빼려면
좋은 습관이 필요하다.
몸에 좋은 음식을 알맞게 먹고,
자주 움직이며, 건강하게 지내는
좋은 습관으로 요요 현상을 피하자.

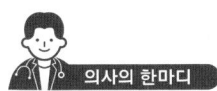 의사의 한마디

스트레스를 받으면 배가 고파집니다.
스트레스 때문에 몸이 약해지니 음식을 먹어서 힘을 얻으려는 것이죠.
먹으면 잠시 힘이 생기지만 스트레스 자체가 사라지는 건 아닙니다.
스트레스는 건강한 방법으로 풀어서 없애는 게 가장 좋습니다.

# 알맞게 먹는 습관

어떻게 먹어야 건강해질까?
무엇을 먹어야 살이 빠질까?

몸에 나쁜 음식을 피하고,
몸에 좋은 음식을 먹으면 된다!

몸에 좋은 음식을
올바른 방법으로 먹는 것만으로
내 몸을 가볍게 만들 수 있다.

몸에 좋은 음식

몸에 좋은 음식은 우리를 살찌지 않게 도와준다.
어떤 음식이 몸에 좋을까?

신선한 채소와 과일

채소와 과일에는
몸에 좋은 영양소가 많다.
그리고 밥 먹기 전에 채소를 먼저 먹으면
빨리 배불러져서 밥을 적당히 먹게 된다.

채소와 과일을 먹을 때는
갈아 먹거나 튀겨 먹기보다는
그대로 먹는 게 좋다.

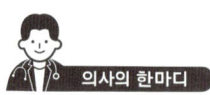 **의사의 한마디**

단맛이 강한 과일은 많이 먹으면
건강에 좋지 않으니 적당히 먹어야 합니다.

색깔로 보는 건강 정보

채소와 과일의 알록달록한 색깔에는 알고 보면 중요한 정보가 있다.

빨간색 나이가 들어 몸이 약해지는 걸 막아 준다.
주황색 몸속에 나쁜 세균이 들어오지 못하게 막아 준다.
노란색 암을 막아 준다.
초록색 간과 눈을 건강하게 만들어 준다.
보라색 혈관과 눈을 건강하게 만들어 준다.
하얀색 심장병을 막아 준다.

채소와 과일을 색깔별로 적어 보자!

| 사과 브로콜리 양배추 귤 배 당근 가지 무 시금치 키위 블루베리 |
| 바나나 참외 수박 양파 배추 상추 포도 자몽 토마토 레몬 |

빨간색 _____

주황색 _____

노란색 _____

초록색 _____

보라색 _____

하얀색 _____

알고 먹으면 더 건강해지는 채소와 과일

사과

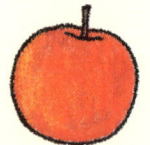

사과는 먹으면 금방 배불러져서
다른 음식을 적게 먹도록 도와준다.
게다가 변비에도 좋다.
단, 밤에 사과를 먹으면 속이 쓰릴 수 있으니
아침이나 낮에 먹는 게 좋다.

토마토

토마토는
뼈를 건강하게 만들어 준다.
눈, 피부에도 좋다.

양배추

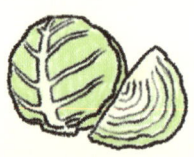

양배추를 먹으면
속이 쓰린 게 사라지고 소화가 잘된다.
또, 감기에 잘 걸리지 않도록 도와준다.

수박

수박은 혈관을 건강하게 만들어 준다.
한 번에 너무 많이 먹으면
배탈이 날 수 있으니 조심하자.

포도 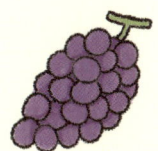 피를 깨끗하게 만들어 준다.
그리고 피곤하지 않도록 도와준다.

브로콜리 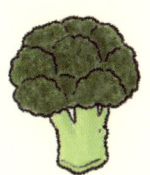 심장을 건강하게 만들어 주고,
암을 예방해 준다.
단, 브로콜리 사이사이에
지저분한 게 끼어 있을 수 있으니
깨끗하게 씻어서 먹자.

브로콜리 씻는 법

1 브로콜리를 먹기 좋게 자른다.

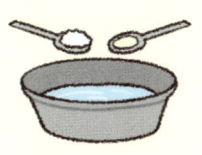

2 그릇에 물을 반 정도 넣고, 소금 1숟가락, 식초 1숟가락을 넣는다.

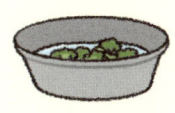

3 브로콜리를 소금, 식초물에 20분 동안 담가 놨다가 깨끗한 물로 헹군다.

발효 음식

'발효 음식'은 여러 가지 재료가 섞여서
좋은 영양소가 새로 생겨난 음식을 말한다.
소화를 도와줘서 살 빼는 데 좋고, 변비에도 좋다.

김치

배추, 무와 같은 신선한 채소에
김치 양념을 섞으면 유산균이 생긴다.
유산균은 암을 막아 주고 장을 건강하게 만들어 준다.

간장, 된장, 고추장, 청국장

간장, 된장, 고추장, 청국장은 콩으로 만든 메주에
여러 가지 재료를 섞어 만든다.
메주는 몸에 지방이 쌓이지 않도록 도와준다.
된장찌개, 청국장 등을 자주 먹도록 하자.

발효 식초

막걸리에 쌀, 과일 등을 섞으면
신맛이 나는 발효 식초가 된다.
발효 식초는 몸에 있는 지방을 더 빠르게 없애 준다.
또, 일반 식초보다 설탕이 적게 들어 있어서
살 빼는 데 좋다.

직접 만든 음식

음식을 직접 만들어 먹으면
어떤 재료를 얼마나 넣을지 내가 정할 수 있다.
몸에 안 좋은 조미료도 줄일 수 있다.

내 손으로 좋은 재료들을 골라
건강에도 좋고 내 입맛에도 맞는 음식을
직접 만들어 보는 건 어떨까?
요리는 생각보다 어렵지 않다.
즐거운 취미가 될지도 모른다.

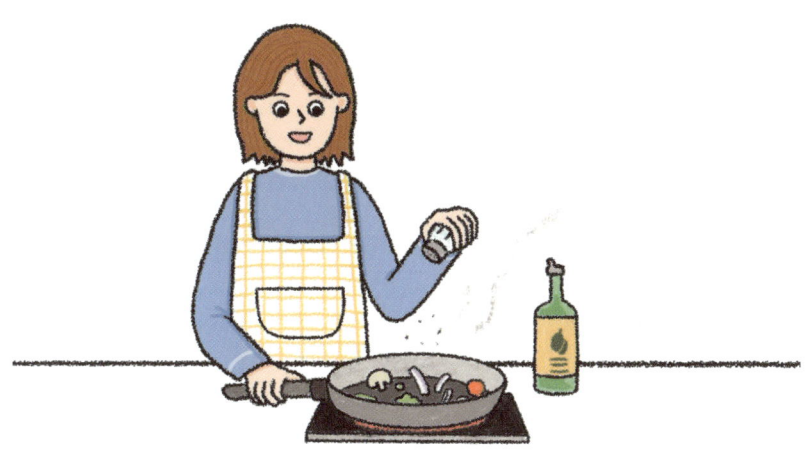

몸에 나쁜 음식

우리가 즐겨 먹는 음식 중에서
우리를 살찌게 하고, 건강을 나쁘게 하는 것들이 있다.

짠 음식

짠 음식에 들어 있는 소금은
꼭 필요한 영양소이지만
너무 많이 먹으면 몸에 나쁘다.
몸속에 소금이 들어오면 음식이 먹고 싶어진다.
그래서 짠 음식을 많이 먹을수록
음식을 많이 먹게 된다.

또, 짠 음식을 많이 먹으면
혈관 질병에 걸릴 수 있다. (21쪽을 보세요.)
너무 짜게 먹는 습관은 피하자.

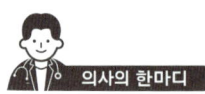

나트륨은 소금에 들어 있는 영양소로, 짠맛이 특징입니다.
나트륨은 하루에 2g을 먹으면 충분합니다.
과자, 라면 등 음식 포장지에 나트륨이 얼마나 들어 있는지 쓰여 있습니다.
사기 전에 잘 살펴보세요.

단 음식

설탕을 많이 넣은 단 음식은
살이 잘 찐다.
게다가 단 음식을 먹고 나면
채소 같은 음식은 맛없게 느껴져서
몸에 안 좋은 자극적인 음식만 찾게 된다.

과자, 콜라, 아이스크림에는
설탕이 정말 많이 들어 있다.
아무리 좋아하는 음식이라도
건강을 위해서 너무 자주 먹지는 말자.

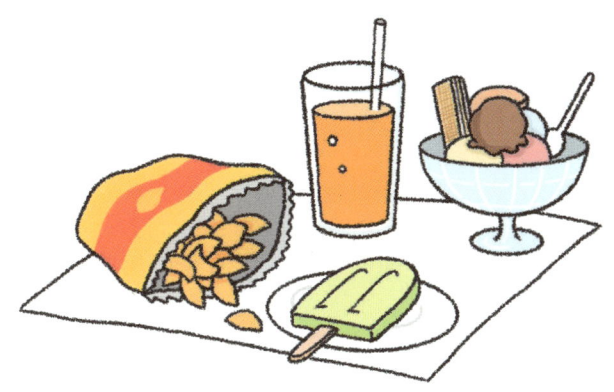

가공 음식

고기, 채소, 과일 등을 오래 보관할 수 있도록
만든 음식을 '가공 음식'이라고 한다.
햄, 라면, 참치 통조림이 가공 음식이다.
편하게 먹을 수 있어서 인기가 많다.

하지만 대부분의 가공 음식은 짜거나 달다.
게다가 오래 보관하도록 만들려다 보니
음식을 썩지 않게 만드는 방부제 등,
몸에 안 좋은 재료들도 함께 넣는다.

먹기 편하지만 몸에는 좋지 않은 가공 음식,
조금씩 줄여 보면 어떨까?

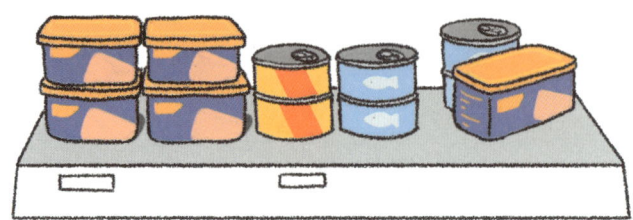

패스트푸드

햄버거, 피자, 치킨, 감자튀김 등이
바로 패스트푸드다.
패스트푸드는 주로 재료를 기름에 튀겨서 만든다.
음식 속에 스며드는 기름에는
몸에 나쁜 지방이 많다.

그래서 패스트푸드를 많이 먹으면
살이 찔 뿐만 아니라 혈관에 지방이 쌓여
큰 병에 걸릴 수 있다. (21쪽을 보세요.)

패스트푸드는 참 맛있지만
가끔 먹는 게 좋다.

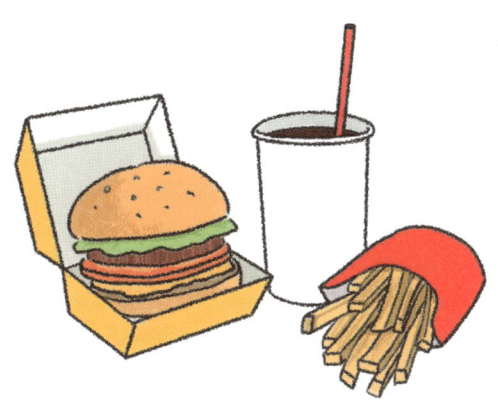

알맞게 먹는 습관 만들기

건강한 몸을 위해서 꼭 잊지 말아야 할
6가지 좋은 습관!

☑ 골고루 먹기   ☑ 알고 먹기   ☑ 3끼 꼭 챙겨 먹기
☑ 양을 조절해서 먹기   ☑ 음식에 집중하며 먹기   ☑ 잘 담아 먹기

골고루 먹기

음식은 크게 6가지 종류로 나뉜다.
6가지 종류에는 몸에 필요한 영양소가
각각 들어 있다.

만약 1가지 종류의 음식만 먹어서 살을 뺀다면
영양소가 부족해 몸이 약해진다.
그리고 요요 현상이 찾아올 수 있다. (24쪽을 보세요.)
골고루 먹어서 건강하게 살 빼자.

6가지 음식 종류

곡류

밥, 빵, 떡, 국수, 감자, 고구마,
옥수수 등

'탄수화물'이라는 영양소가
들어 있다.
생각하거나 몸을 움직일 때
꼭 필요하다.

고기, 생선, 계란, 콩류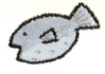

닭고기, 돼지고기, 생선, 계란,
두부, 견과류 등

'단백질'이라는 영양소가
들어 있다.
근육을 만들 때 꼭 필요하다.

채소류

오이, 당근, 시금치, 가지, 호박,
버섯, 미역, 김 등

여러 가지 '비타민'이 들어 있다.
피로를 풀어 주고,
여러 가지 병을 막아 준다.

과일류

배, 딸기, 사과, 수박, 복숭아,
과일주스 등

여러 가지 '비타민'이 들어 있다.
몸이 약해지는 걸 막아 준다.

우유, 유제품류

우유, 치즈, 요구르트, 아이스크림 등

'단백질'과 '칼슘'이
들어 있다.
칼슘은 뼈를 튼튼하게 해 준다.

물

몸속의 필요 없는 찌꺼기를
소변, 대변 등을 통해
몸 밖으로 내보내도록 도와준다.

알고 먹기

음식 속에 뭐가 들어 있는지
제대로 알고 먹는다면 어떨까?

소금, 설탕이 많이 들어 있다는 걸
미리 안다면 그 음식을 피할 수 있다.
또, 내게 필요한 영양소가 있는 음식을
찾아서 먹을 수도 있다.
즉, 좋은 음식을 찾아서 먹을 수 있고
나쁜 음식을 피할 수 있다는 뜻이다.

내 몸을 위해서
내가 먹는 음식에 좀 더 관심을 갖자.

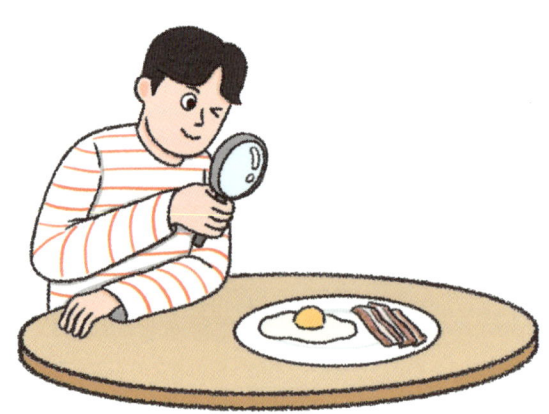

3끼 꼭 챙겨 먹기

일찍 일어나기 힘들어서 아침밥을 안 먹거나
간식을 먹어서 저녁밥을 안 먹는 습관은 좋지 않다.
밥을 잘 챙겨 먹지 않으면 몸에 힘이 없어진다.
그래서 갑자기 배고파진다.

갑자기 배고파지면 음식을 한꺼번에 많이 먹거나
허겁지겁 먹게 된다.
그래서 나도 모르게 음식을 더 많이 먹게 된다.

아침밥, 점심밥, 저녁밥 3끼를
잘 챙겨 먹도록 하자.

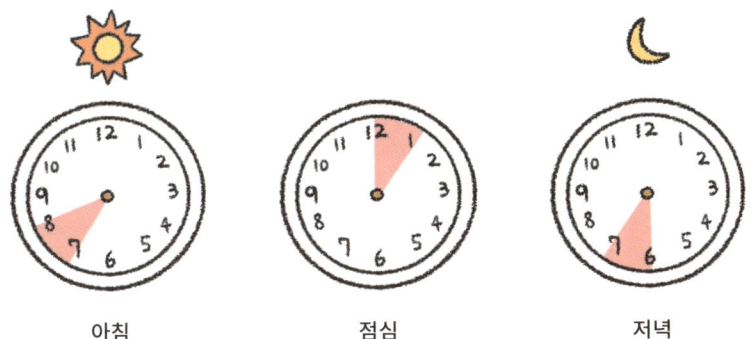

아침　　　　　점심　　　　　저녁

양을 조절해서 먹기

혹시 이런 적이 있을까?
- 배고프지 않은데 눈앞에 음식이 있어서 그냥 먹었다.
- 음식을 남기면 안 될 것 같아서 배가 부른데도 계속 먹었다.
- 너무 맛있어서 배가 부른데도 계속 먹었다.

이렇게 먹으면 살이 찐다.
배고프지 않다면 음식을 먹지 말자.
먹다가 음식이 남으면 깨끗한 통에 옮겨 담아
다음에 먹으면 된다.

밥은 딱 1그릇만 먹기로 하거나,
배가 부르면 숟가락을 바로 내려놓는 등
나만의 규칙을 만드는 것도 좋다.

음식에 집중하며 먹기

TV를 보면서 밥을 먹거나,
침대에 누워서 과자를 먹는 습관은 좋지 않다.

소파에 앉아 TV를 보거나 휴대폰을 하는 등
다른 일을 하면서 먹으면
배부름을 잘 느끼지 못한다.
그래서 평소보다 더 많이 먹을 수 있다.

음식에 집중하고 싶다면
식탁이나 상에서 먹는 게 좋다.
음식 맛을 느끼며 천천히 맛있게 먹자.

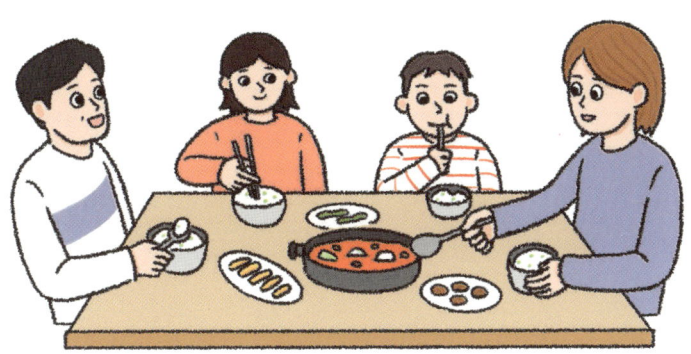

잘 담아 먹기

'보기 좋으면 맛도 좋다'는 말이 있다.
음식이 보기 좋게 생겼거나,
접시에 예쁘게 담겨 있으면 기분이 좋아져서
더 맛있게 느껴진다는 뜻이다.

반찬은 먹을 만큼만 덜어서
깨끗한 접시에 잘 담아 먹자.
배달 음식을 먹을 때도
집에 있는 그릇에 옮겨 담아 먹는 게 좋다.

접시에 음식을 옮겨 담다 보면
빨리, 급하게 먹으려는 생각을 멈출 수 있다.
그리고 먹을 만큼만 덜어 놓기 때문에
너무 많이 먹는 걸 막을 수 있다.

예쁘게 음식 담는 법

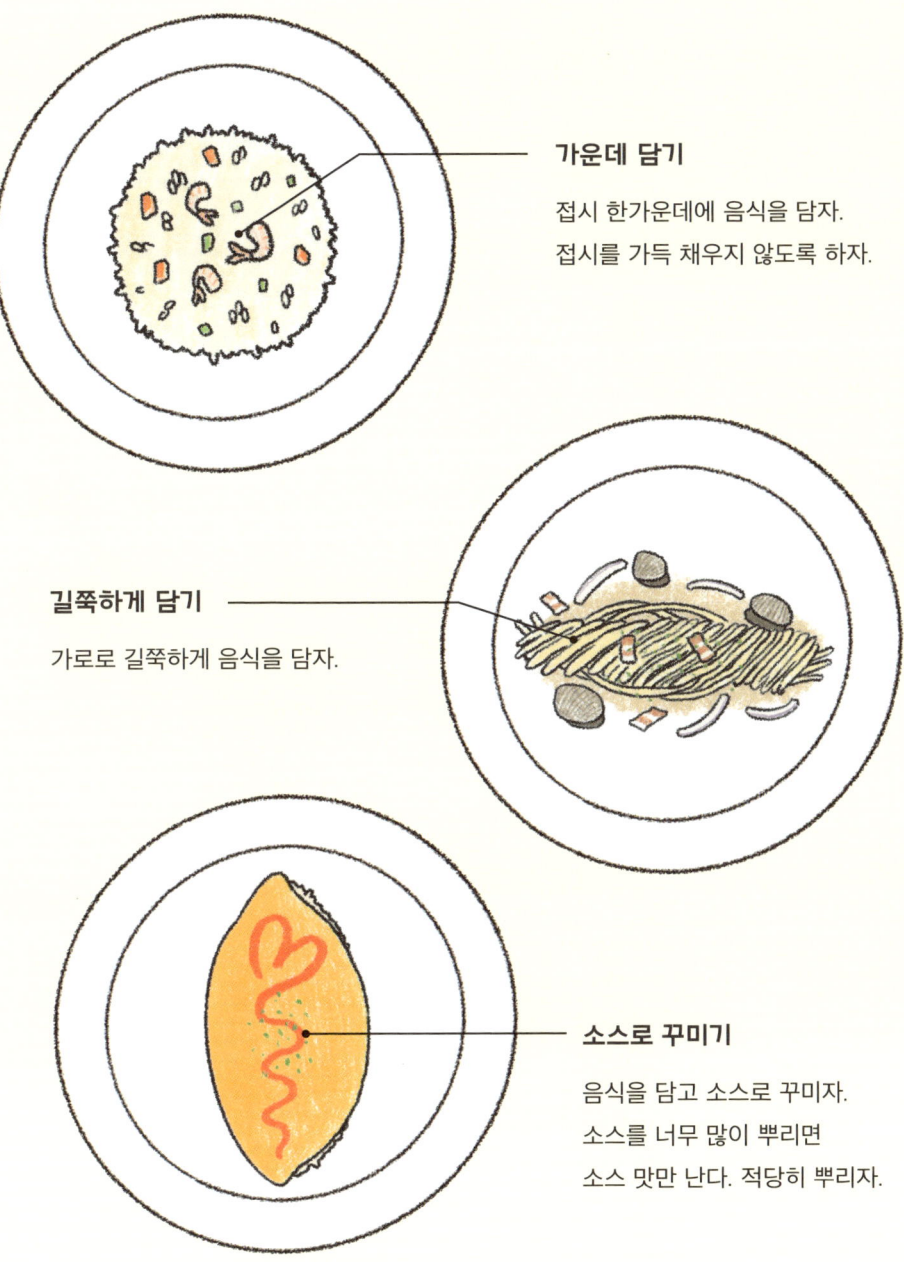

가운데 담기

접시 한가운데에 음식을 담자.
접시를 가득 채우지 않도록 하자.

길쭉하게 담기

가로로 길쭉하게 음식을 담자.

소스로 꾸미기

음식을 담고 소스로 꾸미자.
소스를 너무 많이 뿌리면
소스 맛만 난다. 적당히 뿌리자.

더 알아보기

추천 건강 요리 '두부부침'

두부는 조금만 먹어도 금방 배불러져서 살 빼는 데 좋은 재료다.
고소하고 맛있는 두부부침, 만드는 방법도 쉽고 간단하다.

재료

두부 1팩 + 계란 2개 + 밀가루 3숟가락 + 식용유 조금 + 당근 조금 (이만큼만 사용해요.) + 대파 조금

완성

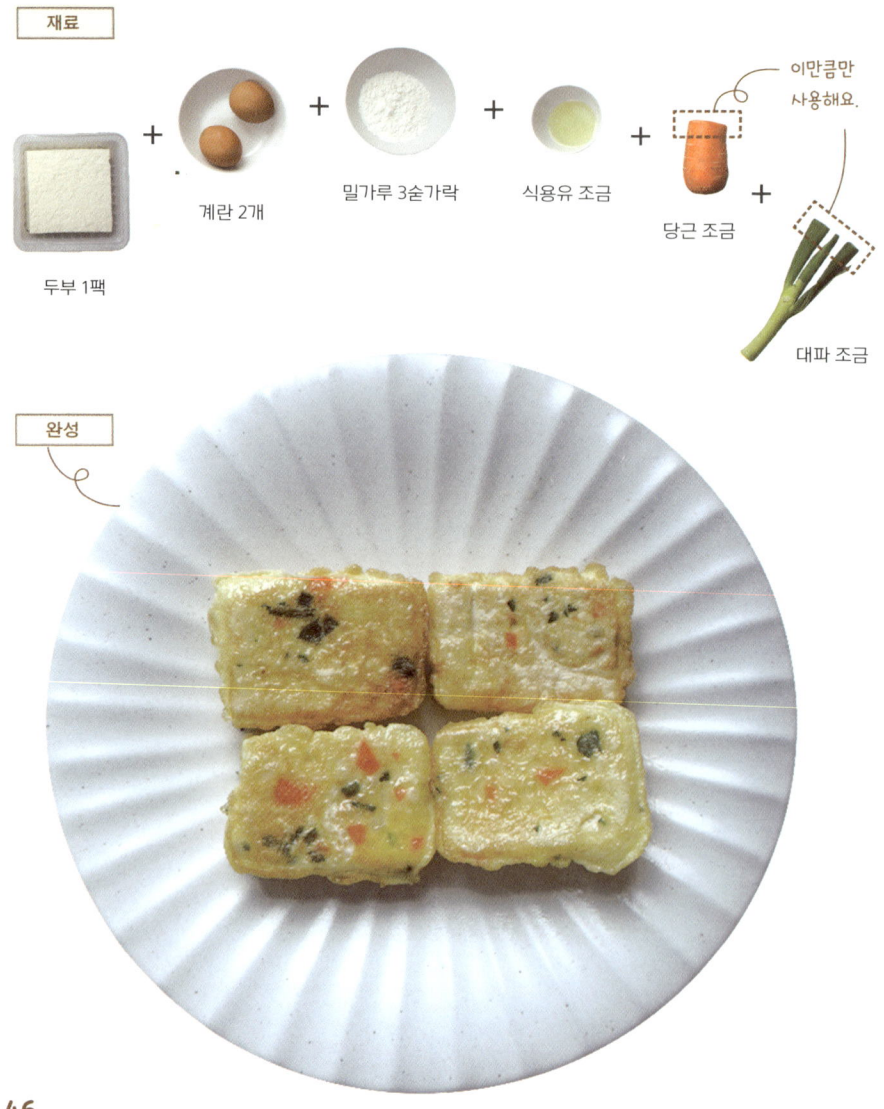

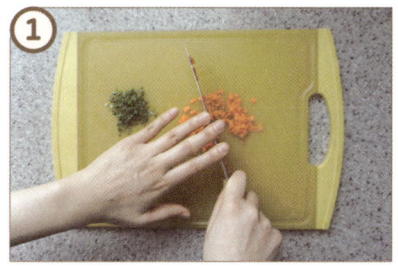
당근, 대파를 깨끗이 씻은 후 잘게 다진다.

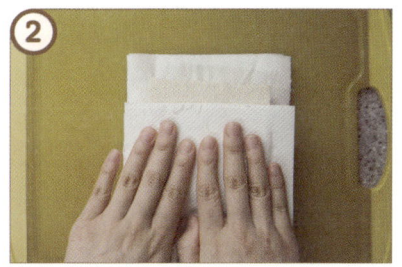
키친타월로 두부의 물기를 없앤다.

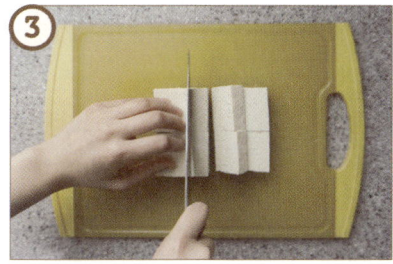
두부를 자른다.

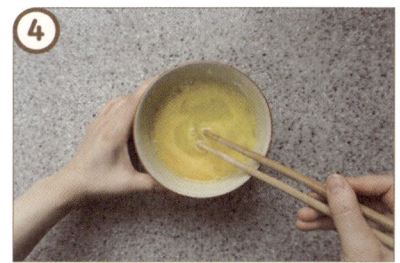
그릇에 계란 2개를 넣고 풀어 준다.

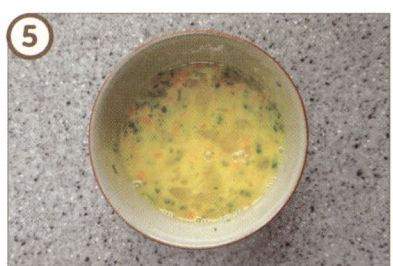
계란에 ①에서 다진 당근, 대파를 넣어 섞는다.

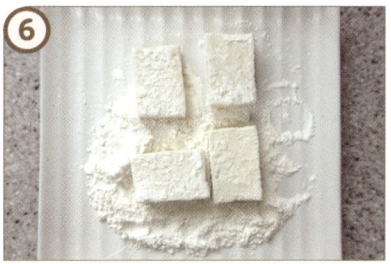
두부에 밀가루를 살짝 묻힌다.

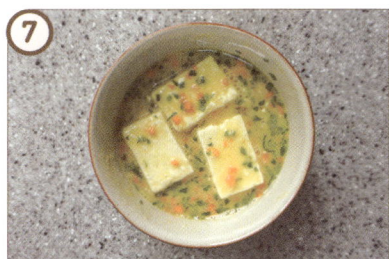
밀가루를 묻힌 두부에 계란을 묻힌다.

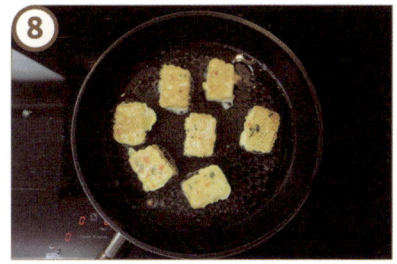
프라이팬에 식용유를 2바퀴 두른 후 두부를 앞뒤로 노릇하게 부친다.

 자주 움직이는 운동 습관

가까운 곳을 걸어가거나
집 청소를 하는 것도 운동이 된다.

쉽고 재밌게 할 수 있는
운동을 배워 꾸준히 해 보는 것도 좋다.

건강에 꼭 필요한 운동 습관!
지금부터 함께 해 보자.

내게 맞는 운동 찾기

사람마다 성격, 건강, 주변 환경이 다르기 때문에
잘 맞는 운동도 각자 다르다.
어떤 운동이 내게 잘 맞을까?
다음 5가지를 살펴보자.

규칙적으로 할 수 있는가?

일정한 시간과 장소에서
규칙적으로 할 수 있는 운동인지 살펴보기.

꾸준히 할 수 있는가?

잠깐 해 보고 마는 운동이 아니라
꾸준하게 할 수 있는 운동을 찾아보기.

내 몸에 맞는가?

내 몸 상태에 맞는지 잘 살펴보기.
팔이 아프다면 팔을 많이 움직이는 배드민턴은
하지 말자.

내 성격에 맞는가?

내 성격에 잘 맞는 운동을 찾아보기.
여럿이서 하는 운동이 좋은 사람이 있고,
혼자서 하는 운동이 좋은 사람이 있다.

재밌는가?

너무 재밌어서 매일 하고 싶은 운동을 찾아보기.
가장 중요한 것이다!
하기 싫은 걸 억지로 하면 정말 괴롭기 때문이다.

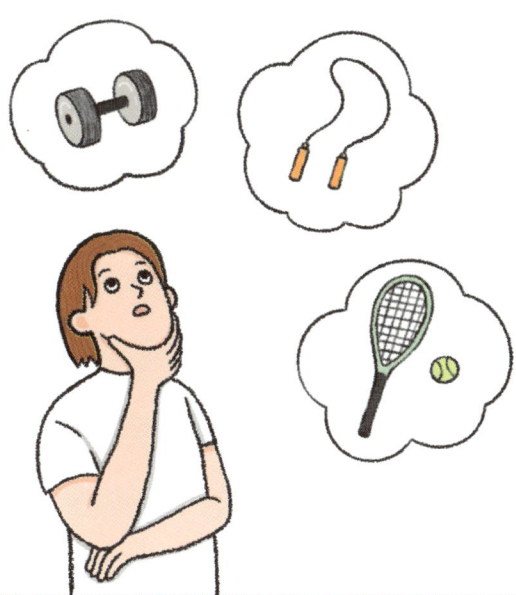

운동의 종류

매일 하는 게 좋은 운동이 있고,
1주일에 2~3번만 해도 충분한 운동이 있다.

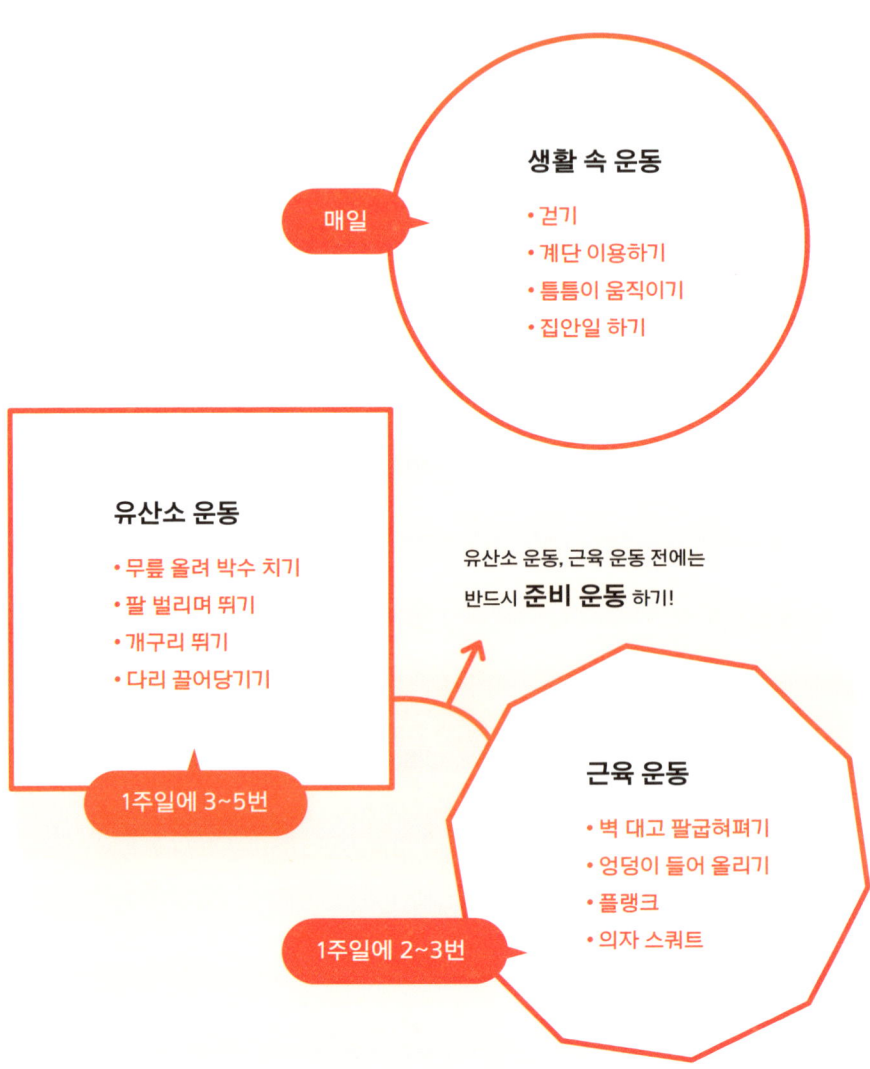

생활 속 운동

평소에 많이 움직이는 것도 좋은 운동이다.
매일 하는 습관을 만들어 보자.

준비 운동

먼저 준비 운동으로 굳어 있던 몸을 풀어 줘야
다른 운동할 때 다치지 않는다.

유산소 운동

유산소 운동은 몸을 계속 움직여 지방을 없애 준다.
1주일에 3~5번 하는 게 적당하다.

근육 운동

근육 운동은 근육을 단단하게 만들어 주는 운동이다.
근육 운동을 열심히 하면 체력이 좋아진다.
1주일에 2~3번 하는 게 적당하다.

여러 가지 운동 동작을 자세하게 소개합니다.
함께 따라 해 보세요.
동영상으로 볼 수 있는 QR 코드도 있어요.

생활 속 운동

건강한 운동 습관에서 가장 중요한 것이
바로 이 생활 속 운동이다.
평소에 많이 움직이는 것만으로도
지방을 없애 몸을 건강하게 만들 수 있다.

운동이 어려운 사람도 쉽게 할 수 있고,
운동을 위한 시간, 장소를
따로 챙길 필요가 없어서 좋다.

생활 속 운동 1
걷기

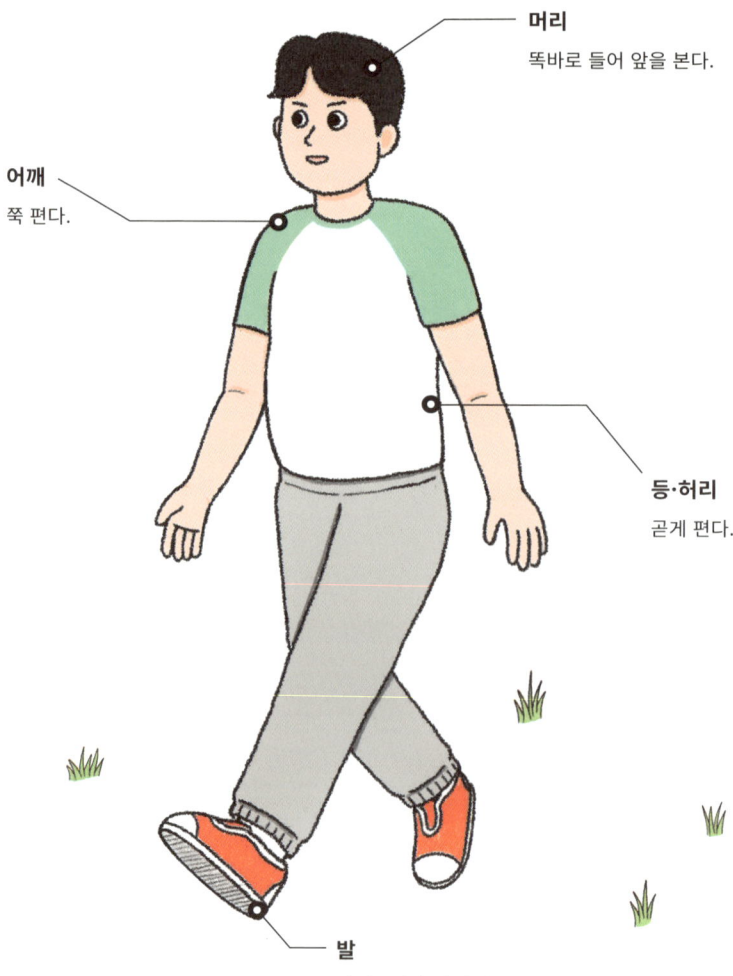

머리
똑바로 들어 앞을 본다.

어깨
쭉 편다.

등·허리
곧게 편다.

발
발뒤꿈치가 먼저 닿게 걷는다.

누구나, 언제나, 어디서나 할 수 있는
최고의 운동이다.
자주 걷기 위해 이런 방법은 어떨까?

가까운 곳은 걸어가기

걸어서 15분 안에 갈 수 있는 곳은
버스나 택시를 타는 대신 걸어가 보자.

한 정류장 미리 내리기

버스에서 내릴 때 원래 내리는 정류장보다
한 정류장 미리 내려서 걸어가 보자.

점심 먹고 산책하기

점심을 맛있게 먹고 나서
맑은 공기를 마시며 산책해 보자.

생활속운동 2
계단 이용하기

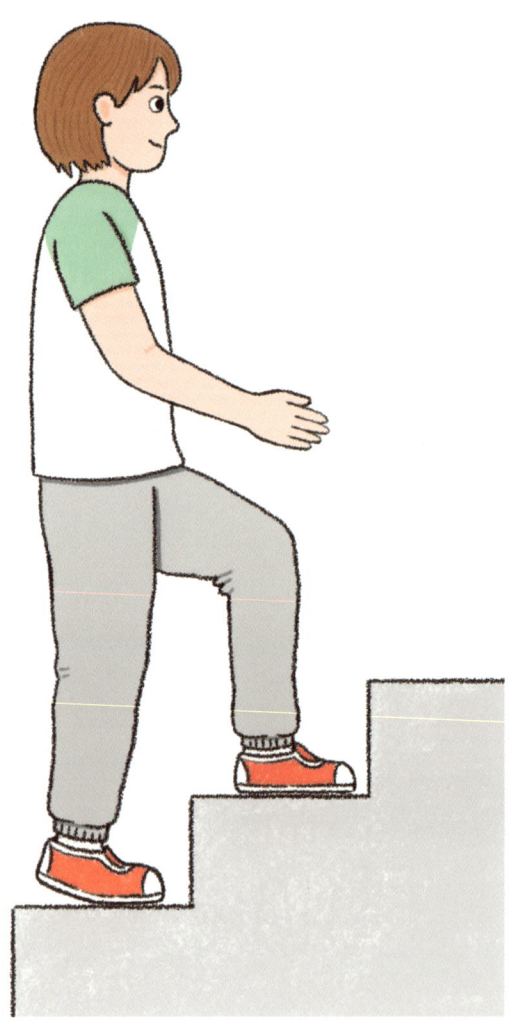

아파트, 회사, 학교, 지하철, 쇼핑몰 등에서는
엘리베이터, 에스컬레이터 대신 계단을 이용하자.
계단을 오르내리는 건
평평한 곳을 걷는 것보다 운동 효과가 더 크다.

'3층까지는 엘리베이터를 타지 않고
계단을 이용한다'
같은 나만의 규칙을 만드는 것도 좋다.

나만의 계단 이용 규칙

나는 _____ 층까지는
엘리베이터, 에스컬레이터 대신 계단을 이용하겠습니다.

생활 속 운동 3
틈틈이 움직이기

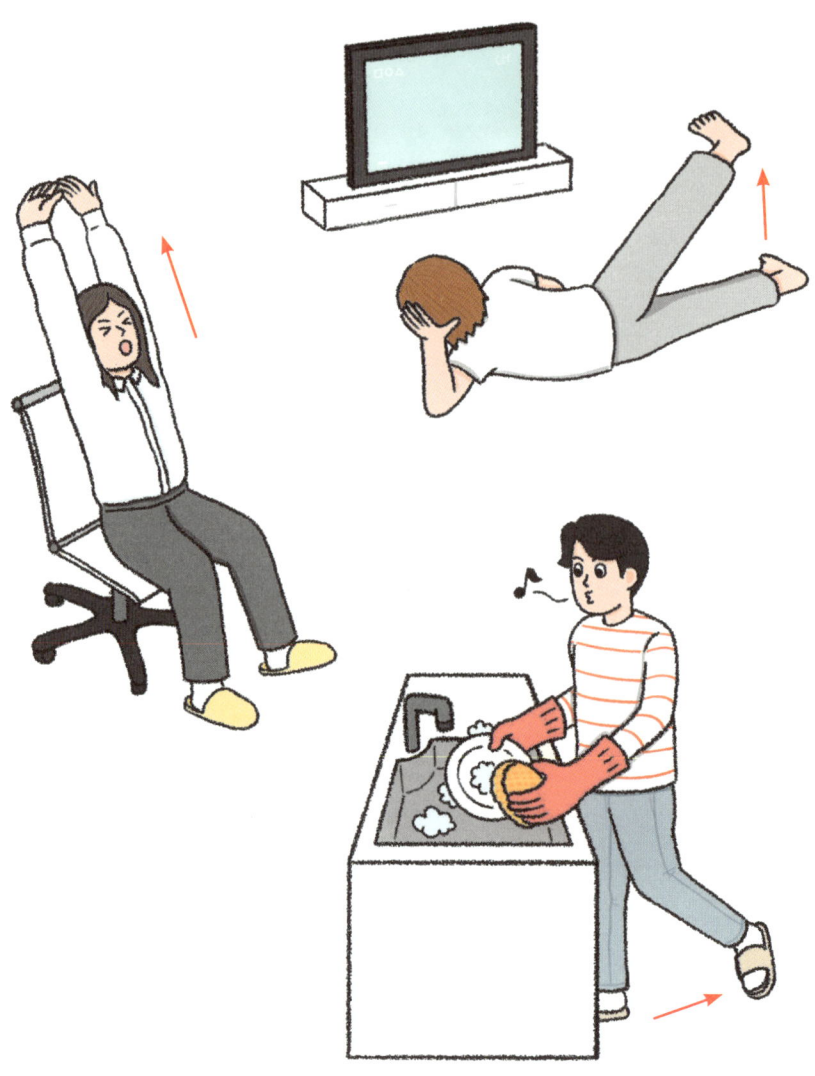

생활 속에서 틈틈이 움직이는 것도
훌륭한 운동 습관이다.
잠깐이라도 움직이는 습관은
우리 몸을 더 건강하게 만들어 준다.

이 닦을 때 앉았다 일어서기,
설거지할 때 다리를 뒤로 쭉 뻗기,
TV 볼 때 스트레칭하기,
사무실에서 앉아 있을 때 기지개 펴기,
지하철, 버스 기다릴 때 제자리 걷기 등

가만히 서 있는 동안, 또는 앉아 있는 동안에
틈틈이 움직여 보자.

틈틈이 움직이는 나만의 방법

나는 _____ 할 때

_____ 하겠습니다.

생활속운동 4
집안일 하기

'집안일 하는 게 무슨 운동이야?'
라고 생각할 수 있지만
집안일을 할 때 정말 많이 움직인다.

집안 곳곳을 다니며
빗자루질 하거나 청소기 돌리는 일,
설거지하는 일, 쓰레기를 버리는 일,
빨래하고, 옷을 널고, 옷을 개서 정리하는 일
모두 몸을 움직여야 할 수 있는 일이다.

집안일도 하면서
몸을 움직여 건강도 챙길 수 있다.

내가 잘하는 집안일

☐ 청소하기
☐ 설거지하기
☐ 쓰레기 버리기
☐ 빨래하기
☐ 옷 정리하기
☐ 기타:

준비 운동

유산소 운동과 근육 운동을 하기 전에는 꼭 준비 운동을 해야 한다.
준비 운동으로 굳어 있던 몸을 풀어 줘야 운동할 때 다치지 않는다.

천천히 차근차근.
준비 운동으로 몸을 풀어 보자.

QR코드를 찍으면
준비 운동 영상을 볼 수 있어요.

준비운동 1
목 스트레칭

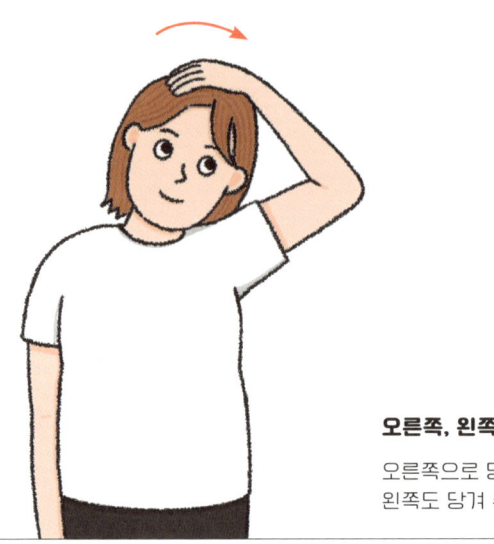

오른쪽, 왼쪽 스트레칭

오른쪽으로 당긴 후에
왼쪽도 당겨 주세요.

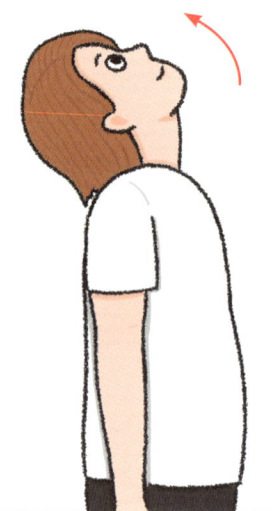

앞, 뒤 스트레칭

뒤쪽으로 젖힌 후에
앞쪽으로도 숙여 주세요.

목을 움직이는 스트레칭이다.
뻣뻣한 목이 시원하게 풀린다.

① 오른손을 머리 위에 올린다.
② 손으로 머리를 오른쪽으로 당긴다.
③ 10초 세고 제자리로 돌아온다.
④ 왼손을 머리 위에 올린다.
⑤ 손으로 머리를 왼쪽으로 당긴다.
⑥ 10초 세고 제자리로 돌아온다.
⑦ 하늘을 보며 머리를 뒤로 젖힌다.
⑧ 10초 세고 제자리로 돌아온다.
⑨ 땅을 보며 머리를 앞으로 숙인다.
⑩ 10초 세고 제자리로 돌아온다.

준비운동 2
어깨 스트레칭

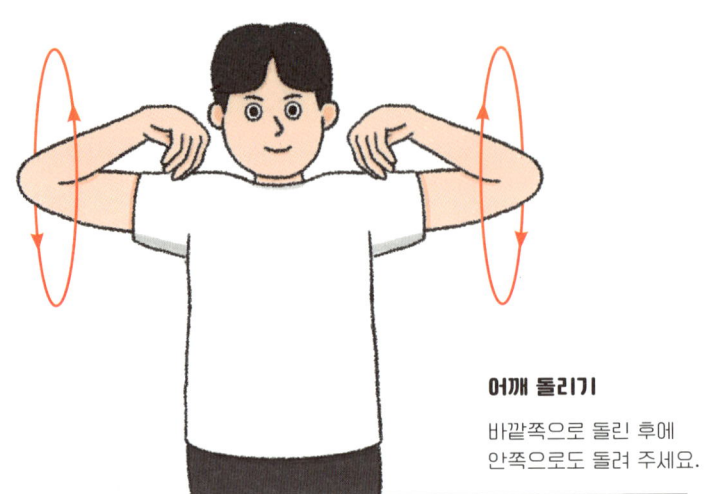

어깨 돌리기

바깥쪽으로 돌린 후에
안쪽으로도 돌려 주세요.

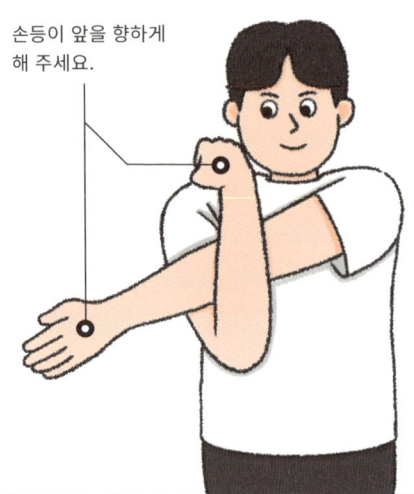

손등이 앞을 향하게
해 주세요.

어깨 당기기

오른팔을 당긴 후에
왼팔도 당겨 주세요.

운동할 때는 어깨를 많이 움직이기 때문에
굳은 어깨를 잘 풀어 줘야 한다.

어깨 돌리기

① 가슴을 펴고, 양손을 어깨 위에 올린다.
② 어깨를 바깥쪽으로 10번 돌린다.
③ 어깨를 안쪽으로 10번 돌린다.

어깨 당기기

① 오른팔을 왼쪽으로 쭉 뻗는다.
② 왼팔로 오른팔을 당긴다.
③ 10초 세고 제자리로 돌아온다.
④ 왼팔을 오른쪽으로 쭉 뻗는다.
⑤ 오른팔로 왼팔을 당긴다.
⑥ 10초 세고 제자리로 돌아온다.

준비운동 3

손목 스트레칭

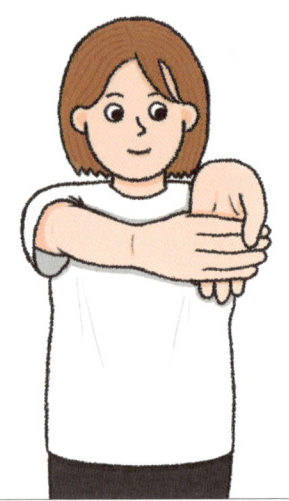

앞에서 봤을 때

오른손을 당긴 후에
왼손도 당겨 주세요.

팔꿈치를 쭉 펴 주세요.

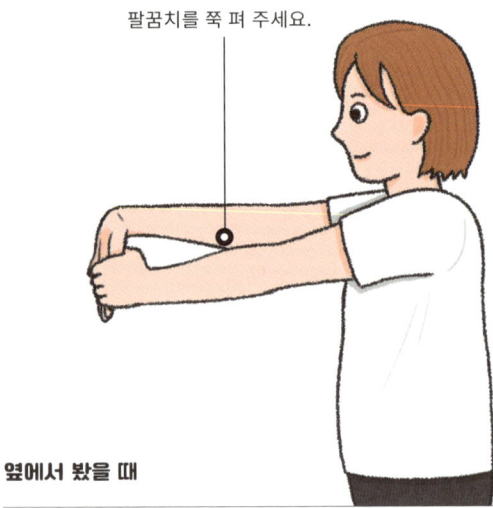

옆에서 봤을 때

손목은 다른 데보다 얇아서 다치기 쉽다.
손목 스트레칭으로 부드럽게 풀어 주자.

① 오른팔을 앞으로 뻗고, 손바닥을 뒤집는다.
② 왼손으로 오른손 윗부분을 잡고 몸 안쪽으로 당긴다.
③ 10초 세고 제자리로 돌아온다.
④ 왼팔을 앞으로 뻗고, 손바닥을 뒤집는다.
⑤ 오른손으로 왼손 윗부분을 잡고 몸 안쪽으로 당긴다.
⑥ 10초 세고 제자리로 돌아온다.

준비운동 4
옆구리·허리 스트레칭

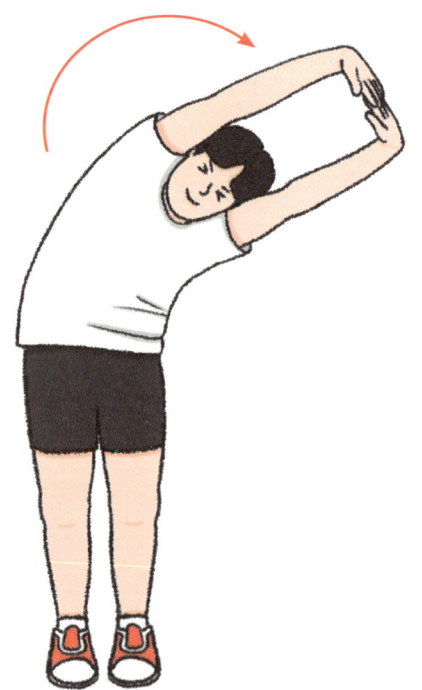

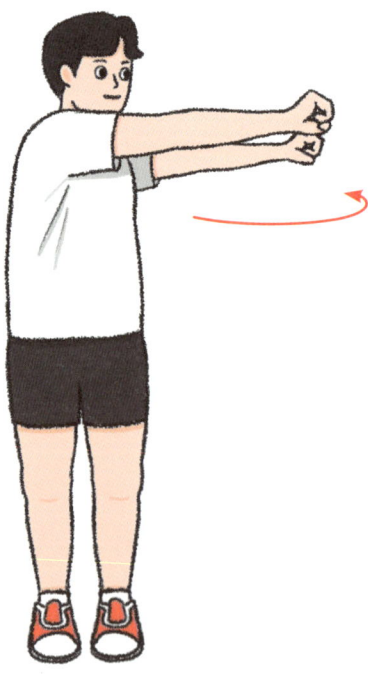

옆구리 당기기

오른쪽으로 기울였다가
왼쪽으로 기울여 주세요.

허리 돌리기

오른쪽으로 돌렸다가
왼쪽으로 돌려 주세요.

옆구리와 허리를 풀어 주는 스트레칭이다.
허리가 아픈 사람에게도 좋으니 평소에도 자주 해 보자.

옆구리 당기기

① 손깍지를 끼고 양팔을 머리 위로 올린다.
② 오른쪽으로 천천히 기울인다.
③ 10초 세고 제자리로 돌아온다.
④ 왼쪽으로 천천히 기울인다.
⑤ 10초 세고 제자리로 돌아온다.

허리 돌리기

① 양손을 앞으로 뻗는다.
② 몸을 오른쪽으로 돌린다.
③ 몸을 왼쪽으로 돌린다.
④ 10번 반복한다.

준비운동 5
다리 스트레칭

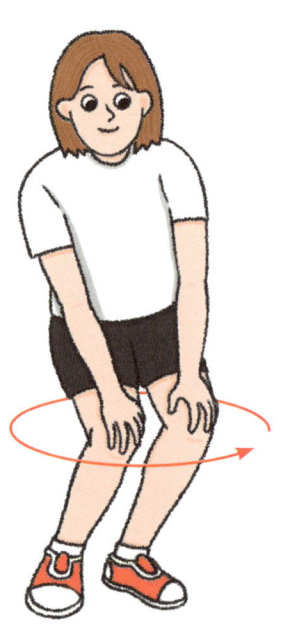

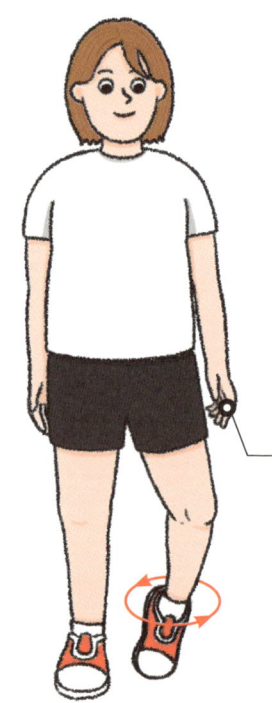

중심을 잡기 힘들면
벽을 짚고 해도 괜찮아요.

무릎 돌리기

오른쪽 방향으로 돌린 후에
왼쪽 방향으로도 돌려 주세요.

발목 돌리기

바깥쪽으로 돌린 후에
안쪽으로도 돌려 주세요.

무릎, 발목처럼 뼈가 연결되어 있는 부분은 다치기 쉽다.
꼭 준비 운동으로 잘 풀어 줘야 한다.

무릎 돌리기

① 양손을 무릎 위에 올린다.
② 무릎을 오른쪽 방향으로 10번 천천히 크게 돌린다.
③ 무릎을 왼쪽 방향으로 10번 천천히 크게 돌린다.

발목 돌리기

① 오른발 뒤꿈치를 들고, 발목을 바깥쪽으로 10번 돌린다.
② 발목을 안쪽으로 10번 돌린다.
③ 왼발 뒤꿈치를 들고, 발목을 바깥쪽으로 10번 돌린다.
④ 발목을 안쪽으로 10번 돌린다.

준비운동 6
마무리하기

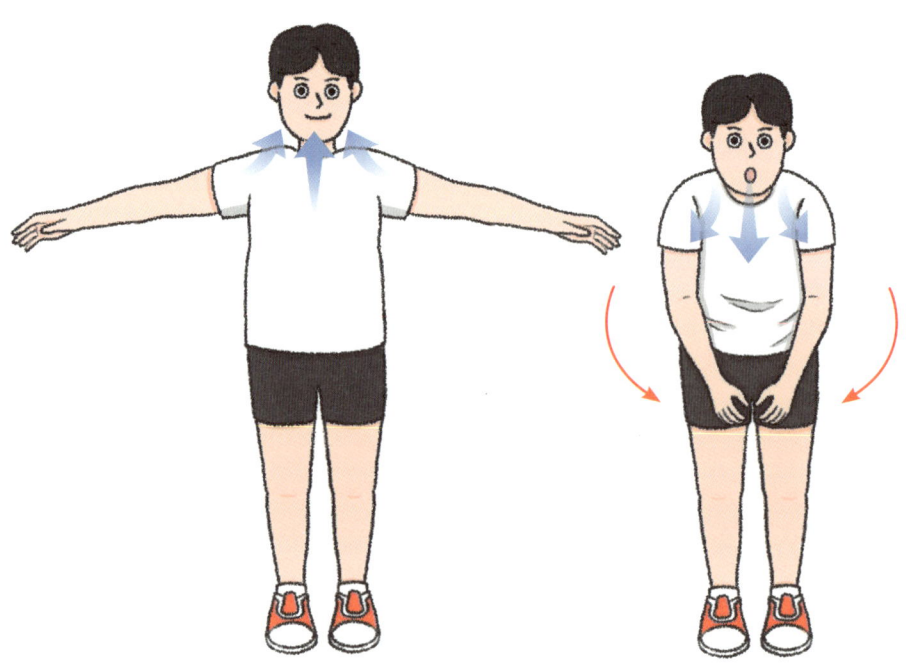

숨을 크게 들이마시고 내쉬며
준비 운동을 마무리해 보자.

① 양팔을 양쪽으로 벌리며, 코로 숨을 크게 들이마신다.
② 양팔을 제자리로 모으며, 입으로 숨을 길게 내쉰다.
③ 2번 반복한다.

유산소 운동

유산소 운동은 숨 쉬면서
몸을 계속 움직이는 운동이다.
지방을 없애는 데 가장 좋다.
유산소 운동을 하면 심장과 혈관도 건강해진다.

유산소 운동은 1주일에 3~5번,
한 번 할 때 30분 이상 하는 게 좋다.
쉽고 재밌게 할 수 있는
유산소 운동 4가지를 소개한다.

유산소 운동1
무릎 올려 박수 치기

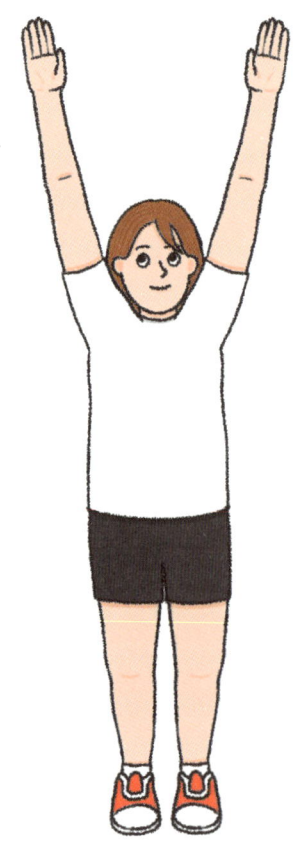
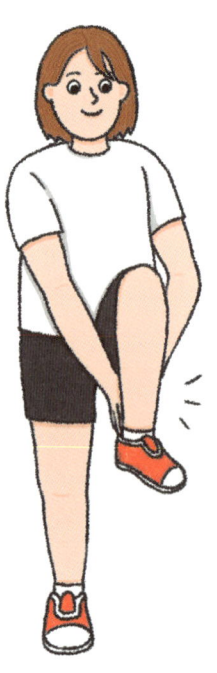

오른쪽 무릎을 올린 후에
왼쪽 무릎도 올려 주세요.

무릎 올려 박수 치기는 팔과 다리를 움직이는 운동이다.

① 양팔을 위로 올린다.
② 오른쪽 무릎을 올리면서 양손을 오른쪽 다리 밑으로 내려 박수를 친다.
③ 양팔을 위로 올리면서 오른쪽 무릎을 내린다.
④ 왼쪽 무릎을 올리면서 양손을 왼쪽 다리 밑으로 내려 박수를 친다.
⑤ 양팔을 위로 올리면서 왼쪽 무릎을 내린다.

이렇게 따라 해 보세요

유산소 운동 2
팔 벌리며 뛰기

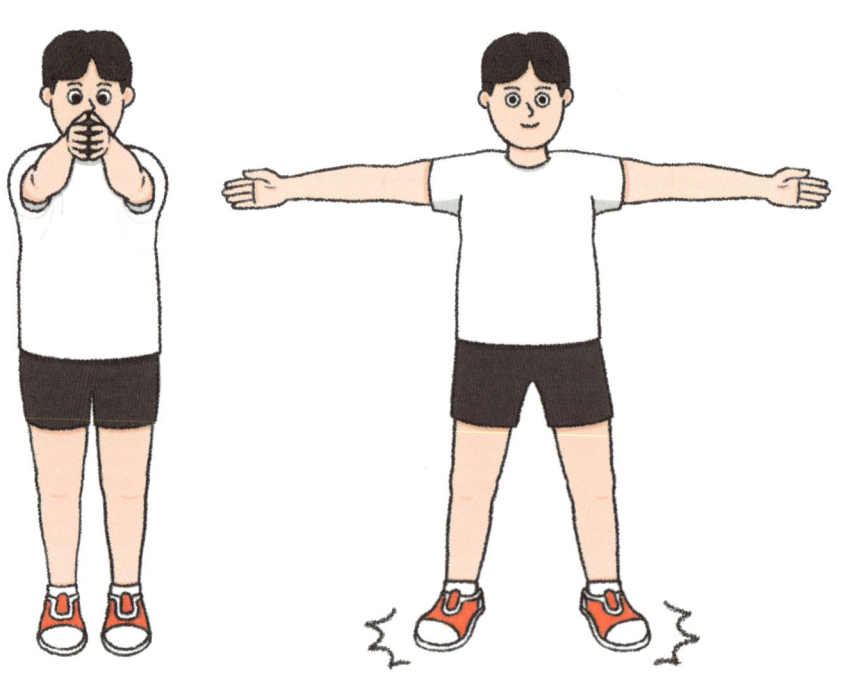

팔 벌리며 뛰기는 팔과 다리를 움직이며 뛰는 운동이다.

① 양팔을 앞으로 뻗는다.
② 팔과 발을 양쪽으로 벌리며 뛴다.
③ 박수를 치며 뛰어서 제자리로 돌아온다.

이렇게 따라 해 보세요

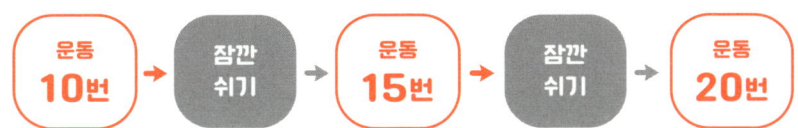

유산소 운동 3
개구리 뛰기

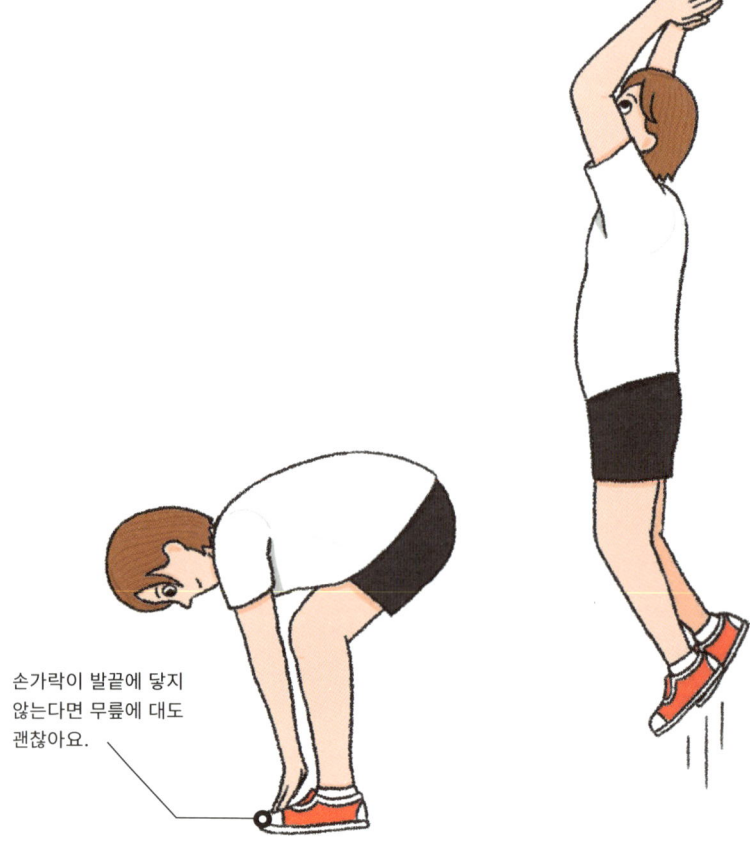

손가락이 발끝에 닿지 않는다면 무릎에 대도 괜찮아요.

개구리 뛰기는 팔과 다리를 움직이며 뛰는 운동이다.

① 양발을 어깨너비로 벌린다.
② 엉덩이를 뒤로 내밀며 무릎을 굽히고, 손가락을 발끝에 댄다.
③ 양팔을 머리 위로 쭉 뻗으며 높이 뛴다.

이렇게 따라 해 보세요

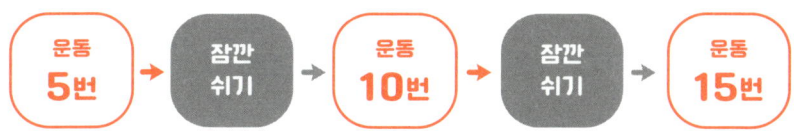

유산소 운동 4
다리 끌어당기기

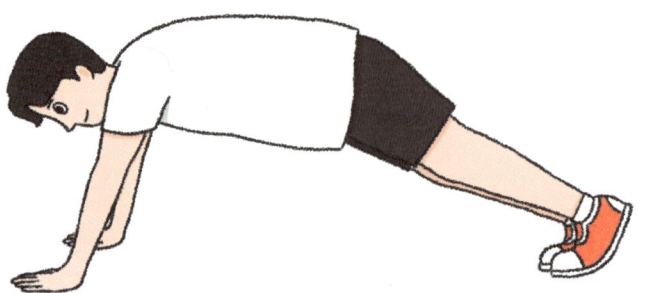

엎드려뻗친 자세

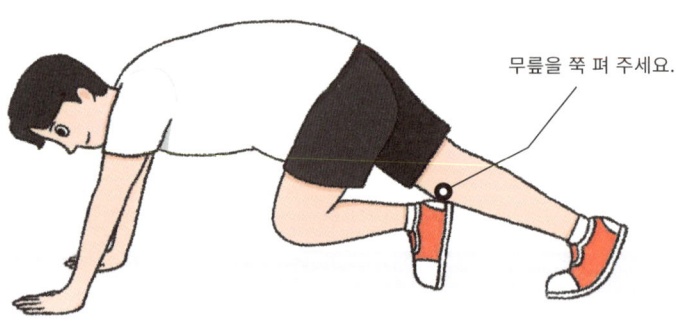

무릎을 쭉 펴 주세요.

왼쪽 다리를 끌어당긴 후에
오른쪽 다리도 끌어당겨 주세요.

다리 끌어당기기는 배에 힘을 주며 다리를 움직이는 운동이다.

① 엎드려뻗친 자세를 한다.
② 왼쪽 다리를 구부려 가슴 쪽으로 끌어당긴다.
③ 왼쪽 다리를 펴서 제자리로 돌아온다.
④ 오른쪽 다리를 구부려 가슴 쪽으로 끌어당긴다.
⑤ 오른쪽 다리를 펴서 제자리로 돌아온다.

이렇게 따라 해 보세요

근육 운동

근육 운동은 근육을 단단하게 만들어 준다.
근육 운동을 하면 체력이 좋아지고
피곤을 잘 느끼지 않는 건강한 몸이 된다.

근육 운동은 1주일에 2~3번,
한 번 할 때 15~30분 하는 게 좋다.
근육 운동할 때 가장 중요한 건 안전이다.
운동하다가 근육이 아프다면
잠깐 쉬었다 하자.

근육 운동 1
벽 대고 팔굽혀펴기

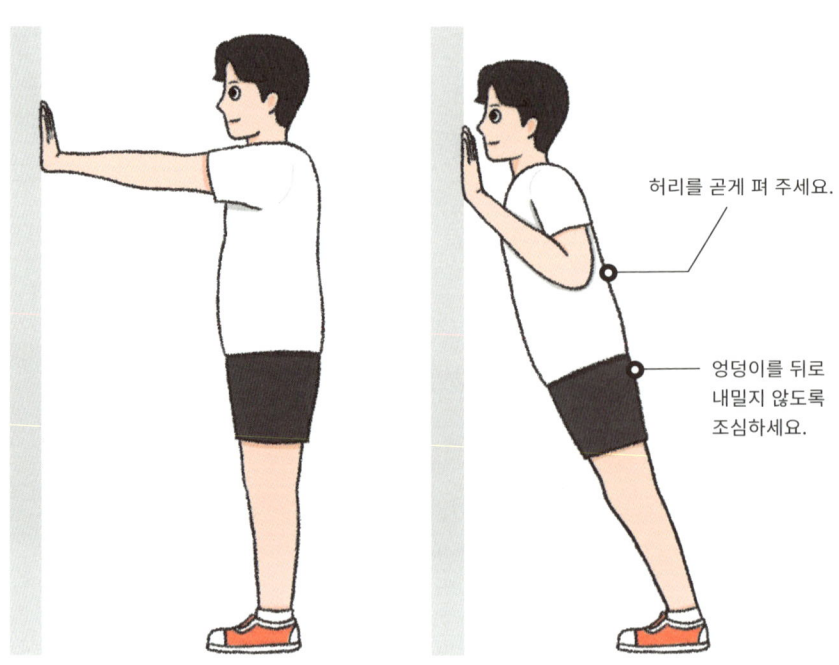

허리를 곧게 펴 주세요.

엉덩이를 뒤로 내밀지 않도록 조심하세요.

벽 대고 팔굽혀펴기는
팔과 가슴 근육이 단단해지는 운동이다.

① 벽을 보고 선다.
② 양팔을 쭉 뻗어 손바닥을 벽에 댄다.
  이때 양손과 양발은 어깨너비로 벌린다.
③ 팔을 굽혀 얼굴이 벽에 거의 닿을 때까지 내려간다.
④ 팔을 천천히 펴서 제자리로 돌아온다.

이렇게 따라 해 보세요

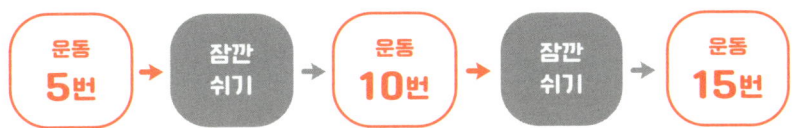

근육 운동 2
엉덩이 들어 올리기

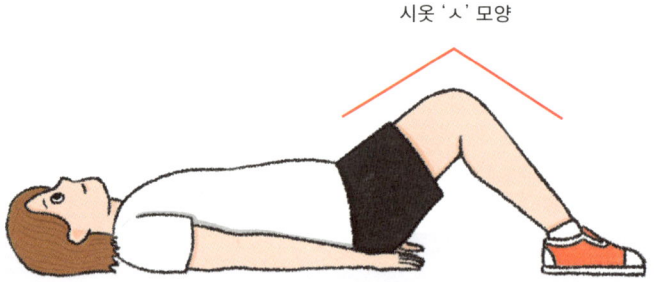

시옷 'ㅅ' 모양

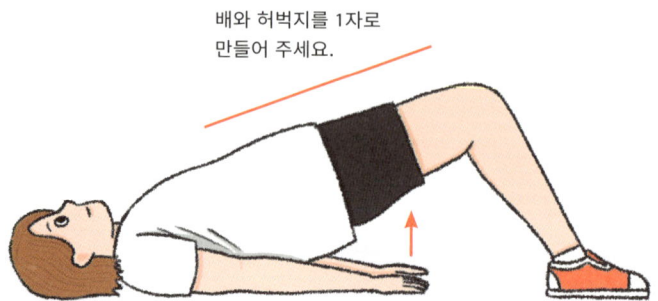

배와 허벅지를 1자로
만들어 주세요.

엉덩이 들어 올리기는
배와 허벅지 근육이 단단해지는 운동이다.

① 바닥에 등을 대고 눕는다.
② 무릎을 접어 다리를 시옷 'ㅅ' 모양으로 만든다.
③ 엉덩이를 위로 든다.
④ 엉덩이를 천천히 내린다.

이렇게 따라 해 보세요

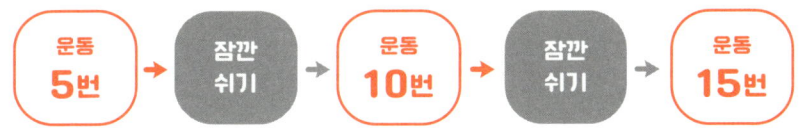

근육 운동3

플랭크

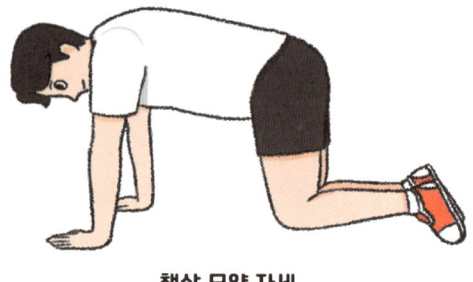

책상 모양 자세

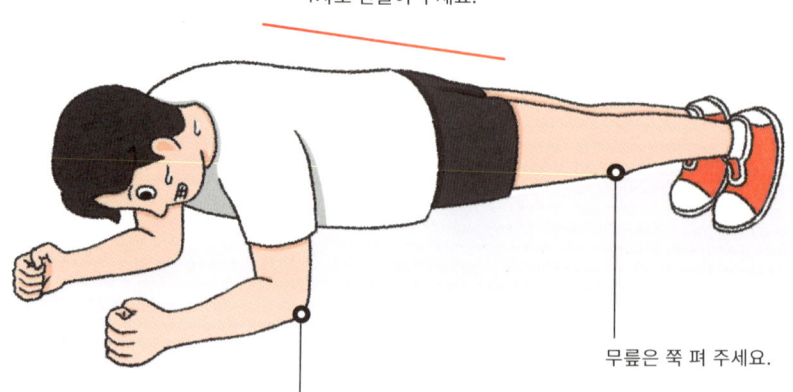

허리와 엉덩이를
1자로 만들어 주세요.

무릎은 쭉 펴 주세요.

팔꿈치가 아플 수 있어요.
바닥에 운동매트를 깔면 도움이 됩니다.

플랭크는 몸 전체의 근육을 단단하게 해 주고
자세를 바르게 만들어 주는 운동이다.

① 책상 모양으로 엎드린다.
② 팔과 팔꿈치를 바닥에 대 몸을 낮춘다.
③ 양다리를 뒤로 뻗는다.
④ 이 자세로 버틸 수 있을 만큼 버틴다.

이렇게 따라 해 보세요

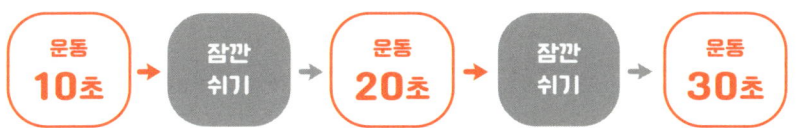

근육 운동 4
의자 스쿼트

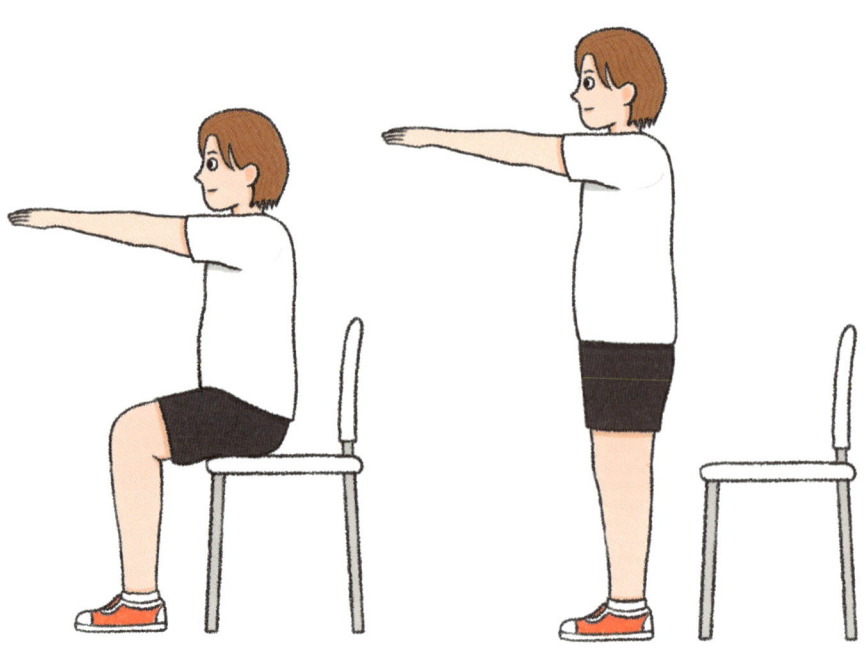

의자 스쿼트는

허리, 허벅지, 다리 근육이 단단해지는 운동이다.

① 의자 끝에 살짝 앉는다.
② 양팔을 앞으로 뻗는다.
③ 허벅지와 배에 힘을 주면서 천천히 일어선다.

이렇게 따라 해 보세요

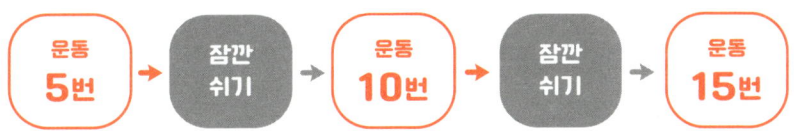

더 알아보기

우리 동네 체육 센터

장애인의 운동을 돕는 체육 센터가 있다.
우리 동네 체육 센터는 어디에 있을까?

출처: 「2020년 장애인 복지시설 일람표」, 보건복지부

● 서울특별시

강서구	기쁜우리체육센터	서울특별시 강서구 허준로 65 02-3663-8114
관악구	SRC스포츠센터	서울특별시 관악구 보라매로 44 SRC서울센터 2층 02-871-3636
노원구	동천재활체육센터	서울특별시 노원구 노원로 18길 41 02-949-9114
마포구	마포푸르메스포츠센터	서울특별시 마포구 월드컵북로 494 지하 1층 02-6070-9270
송파구	서울곰두리체육센터	서울특별시 송파구 동남로 271 02-404-6240
송파구	송파시각장애인축구장	서울특별시 송파구 올림픽로 474 02-2202-8144
은평구	서부재활체육센터	서울특별시 은평구 갈현로 11길 30 02-388-6622

● 경기도

고양시	고양시재활스포츠센터	경기도 고양시 일산서구 탄현로 139 031-929-1500
고양시	홀트장애인종합체육관	경기도 고양시 일산서구 탄현로 42 031-914-6635
광명시	광명장애인종합복지관 체육관	경기도 광명시 목감로 120 02-2616-3700
안산시	명휘체육센터	경기도 안산시 상록구 해안로 865 031-406-1145

● 대전광역시

대덕구	대전광역시립체육재활원	대전광역시 대덕구 대화로 10 042-631-9889
서구	대전광역시 서구건강체련관	대전광역시 서구 둔산서로 100 042-488-3054
유성구	성세체육관	대전광역시 유성구 유성대로 298번길 175 042-542-3280

● 대구광역시

달서구	달구벌재활스포츠센터	대구광역시 달서구 달구벌대로 291길 100 053-523-2112
수성구	대구장애인종합복지관 부설체육관	대구광역시 수성구 파동로 51길 26-17 053-763-1011

● 부산광역시

연제구	부산곰두리스포츠센터	부산광역시 연제구 화지로 109 051-503-6363

● 광주광역시

북구	광주광역시장애인종합복지관 체육관	광주광역시 북구 북문대로 219 062-513-0038

● 울산광역시

남구	울산광역시장애인체육관	울산광역시 남구 삼산중로 146번길 10 052-269-4842
중구	울산광역시제2장애인체육관	울산광역시 중구 종가로 350 052-242-7330

● 충청북도

청주시	충청북도곰두리체육관	충청북도 청주시 청원구 토성로 21 043-216-0031

● 충청남도

보령시	정심체육관	충청남도 보령시 주교면 보령북로 404 041-933-1717

● 전라북도

김제시	김제시장애인체육관	전라북도 김제시 갈공길 32 063-544-7001
전주시	전라북도장애인복지관 체육관	전라북도 전주시 완산구 천잠로 277 063-222-9964
정읍시	정읍곰두리스포츠센터	전라북도 정읍시 수성1로 64-12 063-539-6693

● 경상북도

구미시	구미시장애인체육관	경상북도 구미시 공원로 340 054-451-7976
안동시	애명체육관	경상북도 안동시 북후면 광평2길 106-25 054-852-2214

● 경상남도

창원시	창원시장애인종합복지관 체육관	경상남도 창원시 의창구 봉곡로 97번길 87 055-237-6481

건강하게 지내는 생활 습관

요즘 잠은 잘 자고 있는지
스트레스가 너무 많은 건 아닌지
나의 하루를 돌아보자.

즐겁고 편한 마음으로
행복을 느끼며 살아가는 것이
건강에 가장 중요하다.

스트레스 풀기

스트레스를 받으면
음식이 먹고 싶어진다.(25쪽을 보세요.)

스트레스를 먹는 걸로 푸는 건 좋지 않다.
먹을 때는 잠시 스트레스가 사라지는 것 같지만
다 먹고 나서도 스트레스는 그대로 남아 있다.
오히려 스트레스를 풀기 위해 많이 먹어 살이 찐다면
살찐 것 때문에 스트레스를 받을 수 있다.

그러니 스트레스를 풀기 위한 방법을 찾아보자.
새로운 취미를 갖는 것도 좋고,
좋아하는 노래를 부르는 것도 좋다.

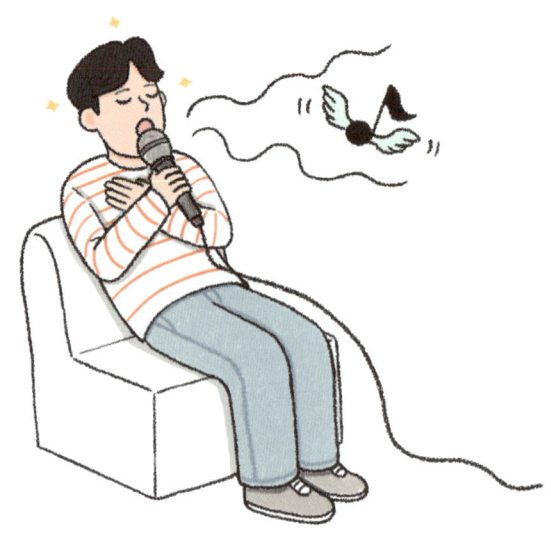

노래가 좋아

슬픈 노래 부르기

슬픈 노래를 부르면 슬픈 감정 때문에
스트레스가 더 생길 것 같지만
감정을 표현하면 스트레스가 풀린다.
감정을 마음껏 표현하며 노래를 불러 보자.

춤추며 노래 부르기

신나게 춤추고 노래하다 보면
기분이 좋아진다.
노래에 몸을 맡기며 신나게 몸을 흔들어 보자.

친구와 함께 노래 부르기

친구와 눈을 맞추며
좋아하는 노래를 부르자.
좋은 친구와 함께하는 시간은
내게 힘이 된다.

푹 자기

사람은 자는 동안 쌓인 피로를 푼다.
하루에 적어도 7시간은 자는 게 좋다.

잠을 푹 자지 못하면
쉽게 지치고 예민해진다.
몸이 힘들어 움직이기도 싫어지고,
뭔가를 먹고 싶다는 생각이 많아진다.
이것 역시 스트레스 때문이다.

잠을 못 자서 고생하고 있다면
105~107쪽의 <푹 자고 싶다면>을 꼼꼼하게 살펴보자.
푹 자도록 도와줄 것이다.

푹 자고 싶다면 **시간**

매일 똑같은 시간에 자고 일어나자

아침에 늦잠을 자면 저녁에 쉽게 잠들지 못한다.
매일 같은 시간에 자고
같은 시간에 일어나는 게 중요하다.

낮에 규칙적으로 운동하자

하루에 30분 정도 꾸준히 운동하면 밤에 푹 잘 수 있다.
하지만 저녁 늦게 운동하면
오히려 잠이 안 올 수 있으니 조심하자.

낮잠을 자지 말자

낮에 자면 밤에 잠이 안 온다.
낮에는 공부, 회사 일 등
해야 할 것에 집중하고 밤에 푹 자자.
낮잠을 꼭 자야 한다면 1시간만 자자.

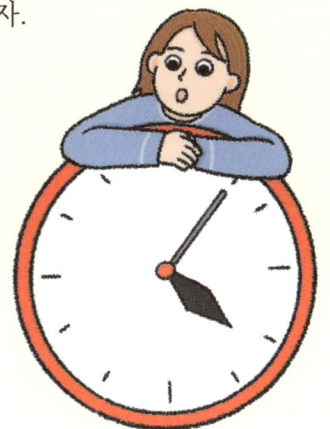

푹 자고 싶다면 음식

저녁에 커피, 녹차, 초콜릿을 피하자

커피, 녹차, 초콜릿은 잠을 깨우는 음식이다.
푹 자고 싶다면 저녁에는 되도록 먹지 말자.

저녁에는 적당히 먹자

저녁밥을 많이 먹으면 소화하느라 몸이 쉬지 못한다.
자기 전 배고프다면 따뜻한 우유 1잔을 마셔 보자.
푹 자는 데에 도움을 준다.

술을 피하자

술을 마신 날에는 자는 중간에 자주 깬다.
푹 자고 싶다면 술을 줄이거나 안 마시는 게 좋다.

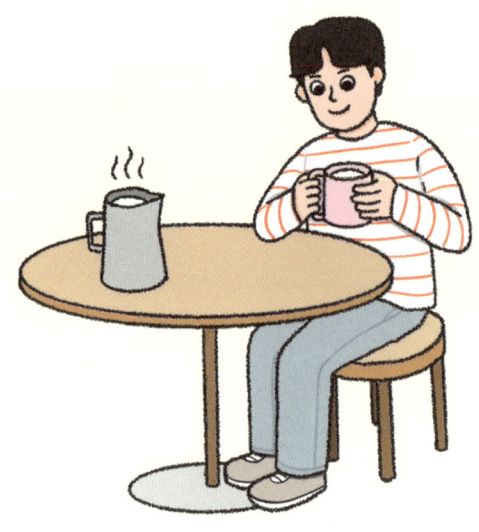

푹 자고 싶다면 습관

자기 전에 휴대폰을 보지 말자

휴대폰의 불빛은 잠을 깨운다.
어두운 곳에서 휴대폰을 보는 건 눈에도 좋지 않다.
자기 전에는 알람만 맞추고 휴대폰을 내려놓자.

시계를 보지 말자

잠이 안 올 때 몇 시인지 자꾸 확인하면
마음이 불안해져 더 잠이 안 온다.
잠자리에 시계를 두지 않는 것도 좋은 방법이다.

잠자리에선 잠만 자자

잠자리에서 책을 읽거나 휴대폰을 하면
여러 가지에 신경 쓰게 돼 잠이 안 온다.
잠자리는 잠만 자는 곳으로 남겨 두자.

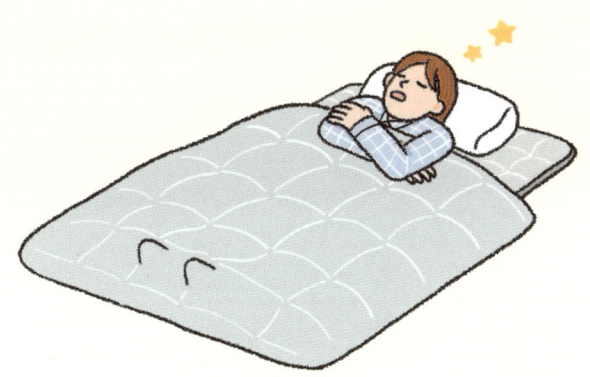

술안주 조심하기

치킨과 맥주는 정말 잘 어울린다.
술 마실 때 안주를 같이 먹으면 너무 맛있다.
문제는 살이 많이 찐다는 것이다.

술을 많이 먹으면 안주도 많이 먹는다.
만약 장소를 옮겨서 1차, 2차, 3차까지
술을 마신다면 음식을 아주 많이 먹게 될 거다.

술은 마시고 싶은데 살도 빼고 싶다면
이렇게 해 보자.
- 조금씩 천천히 마시기
- 중간중간에 물 마시기
- 안주로 과일 먹기

눕지 말고 앉기

쉴 때는 눕는 것보다 앉아서 쉬는 게 좋다.
누워 있으면 자세가 너무 편해서
움직일 생각을 하지 않는다.
아무것도 하지 않고 가만히 누워 있고 싶어진다.

자주 움직여야 살이 빠진다.
그래도 앉아 있으면 누워 있는 것보다
더 많이 움직일 수 있다.

⭕ 좋아요
방바닥이나 소파, 의자에 앉아서
TV를 보거나 휴대폰 하며 놀기

❌ 별로예요
누워서 아무것도 안 하기

일거리 만들기

먹고 싶은 마음이 생길 때
그 마음을 없애는 좋은 방법이 있다.
지금 바로 다른 일을 하는 것이다.

책상을 청소하거나 음악을 듣는 등
지금 바로 할 수 있는 일을 시작하면
그 일에 집중하기 때문에
먹고 싶은 마음을 잊게 된다.

지금 바로 할 수 있는 쉬운 일거리,
뭐가 있을까?

쉬운 일거리

- 목욕하기
- 반려동물과 산책하기
- 반려식물에게 물 주기
- 책 읽기
- 음악 듣기
- 영화 보기
- 친구에게 전화하기
- 책상 청소하기
- 빨래하기

습관 일기 쓰기

일기를 쓰면 나에 대해 더 잘 알게 된다.
몰랐던 나의 습관도 깨닫게 된다.

건강한 몸을 위한 습관들을
하루 동안 잘 지켰는지 살펴보며 일기를 쓰자.
오늘 잘 해냈다면 나에게 칭찬해 주자.
조금 아쉬운 하루였대도 괜찮다.
다시 한번 다짐하고
내일 더 건강하게 살면 되니까.

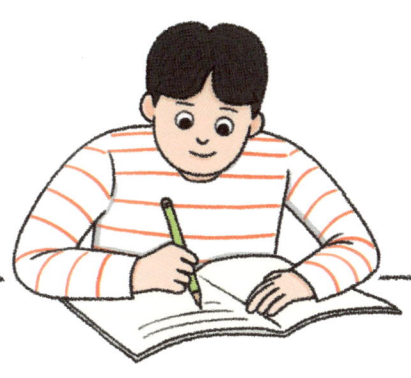

더 알아보기

취미 생활로 매일을 즐겁게

재밌는 취미 생활 하나만 있어도
하루가 더 즐거워진다.
새로운 취미 생활을 하나 만들어 보자!

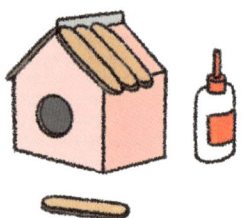

만들기

손재주가 좋다면 만들기는 어떨까?
유튜브에 '만들기'라고 검색해 보자.
재밌어 보이는 게 아주 많다.

책 읽기

조용하게 보내는 시간을 좋아한다면
책 읽기도 좋다.
책과 함께 재밌는 이야기 속으로
떠나 보자.

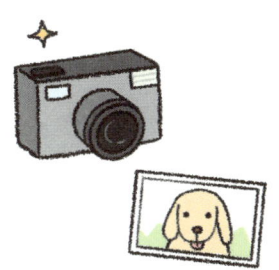

사진 찍기

환하게 웃는 친구, 귀여운 강아지.
보면 기분이 좋아지는 것들이 있다.
이렇게 기억하고 싶은 순간을
사진으로 찍는 것도 멋진 취미가 된다.

모으기

좋아하는 걸 모으는 것도 좋은 취미다.
연필, 스티커, 모형 등
내가 좋아하는 것들을
하나하나 모으는 재미가 있다.

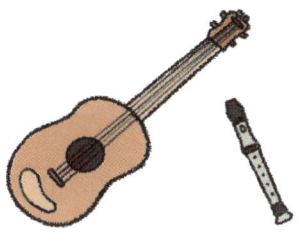

악기 연주

기타, 리코더, 피아노 등
배워 보고 싶었던 악기에 도전해 보자.
좋아하는 노래를 연주하는 순간을
상상해 보라!

 무엇이든
물어보세요

살을 빼다 보면
궁금한 것도, 고민도 많아진다.
"이렇게 살 빼도 되나?"
"이럴 땐 어떻게 해야 할까?"
"왜 나는 살이 잘 안 빠질까?"

마음속에 품었던
궁금증, 고민을 해결하는 시간.
무엇이든 물어보세요.
속 시원하게 전부 대답해 드립니다!

1 제 친구는 엄마가 다이어트약을 사 줘서
그거 먹고 살을 뺐대요.
약 먹고 살 빼도 괜찮나요?

#다이어트약 #건강한 살 빼기

이 약만 먹으면 살 빠진다는 광고가 참 많죠?
다이어트약은 음식을 먹고 싶은 마음을 없애서
음식을 적게 먹도록 도와주는 약입니다.

쉽게 살을 뺄 수 있어서 좋아 보이지만,
억지로 먹고 싶은 마음을 없애는 건 절대 건강한 방법이 아닙니다.
다이어트약을 계속 먹으면
머리가 어지러워지거나 피곤함을 자주 느끼게 됩니다.
건강한 습관을 만드는 게 훨씬 좋습니다.

2. 살을 많이 빼면 살이 처진다고 해서 걱정돼요. 살이 안 처지게 살을 빼려면 어떻게 해야 하나요?

#처진 살

빵빵했던 풍선이
바람이 빠지면 흐물거리는 것처럼
살도 많이 쪘다가 빠지면 처질 수 있습니다.
살이 처지는 걸 막고 싶다면
꼭 해야 할 게 있습니다. 바로 운동입니다.

운동을 하면 근육이 단단해지는데,
이 근육들이 살이 처지지 않게 도와줍니다.
꾸준하게 운동해서 살도 빼고,
근육도 단단하게 만들어 보세요.

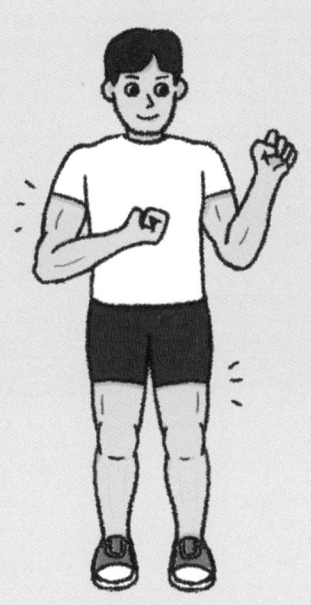

3 저도 건강한 습관을 갖고 싶은데 자꾸 깜빡해요.
좋은 습관을 잘 만들 수 있는 방법을 알려 주세요.

#건강한 습관   #습관 만들기

몇 가지 좋은 방법을 소개해 드릴게요.
첫째, 일기장이나 메모장에 지켜야 할 것들을 적어 보세요.
적은 내용을 잘 보이는 곳에 붙여 놓는 것도 좋습니다.

둘째, 주변 사람에게 알려 보세요.
건강 관리 하고 있다는 걸
가족, 친구, 직장동료에게 이야기하면
주변 사람들이 도와줄 수 있습니다.

셋째, 친구와 함께 해 보세요.
함께 하는 사람이 있으면 더욱 힘이 납니다.
서로 챙겨 주며 노력한다면
혼자 하는 것보다 훨씬 쉬울 거예요.

4 밥 먹는 중간에 물을 마시면
살이 찐다고 하던데, 진짜인가요?

#물 마시기

밥 먹는 중간에 물을 마신다고 해서
살이 찌진 않습니다.
하지만 좋은 습관은 아닙니다.
밥 먹는 중간에 물을 마시면
소화가 잘 안될 수 있기 때문이죠.
그래서 밥 먹을 때는 물을 조금만 마시는 게 좋습니다.

대신 평소에는 많이 마셔도 좋아요.
물을 많이 마시면 오줌 등을 통해
몸에 필요 없는 찌꺼기들을
밖으로 내보낼 수 있습니다.

식사 중에는 조금, 평소에는 많이!
물을 마셔 주세요.

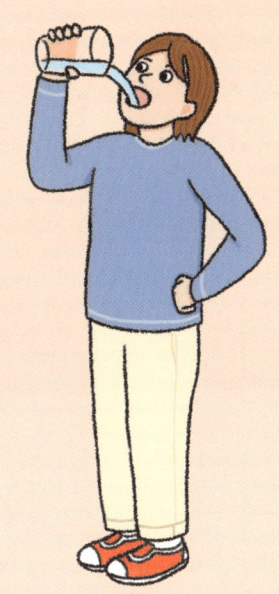

5 저는 체력이 너무 약해서
5분만 운동해도 지쳐요.
이렇게 짧게 운동해도 효과가 있을까요?

#약한 체력

운동이 익숙하지 않으면
누구나 금방 지칩니다.
중요한 건 꾸준히 하는 것입니다.
짧게라도 꾸준히 운동하면 체력이 점점 좋아집니다.

매일 5분이라도 꼭 운동하세요.
꾸준히 하다 보면 어느새
30분 넘게 운동해도 지치지 않는
건강한 내 모습을 보게 될 거예요.

6 친구랑 같이 운동을 시작했는데
친구는 살이 쑥쑥 빠지고, 저는 변화가 별로 없어요.
왜 저만 느릴까요?

#살 빠지는 속도

너무 느리다고 걱정하지 마세요.
사람마다 얼굴이 다른 것처럼 몸도 다릅니다.
같은 음식을 먹고 같은 운동을 하더라도
살이 빠지는 속도가 다를 수 있습니다.

몸의 변화를 느끼고 싶을 때는
다른 사람이 아닌 예전의 나와 비교하는 게 좋습니다.
1달에 1번씩 나의 모습을 사진 찍어 남겨 두세요.
좋은 습관으로 잘 관리한다면
점점 달라지는 내 모습을 볼 수 있을 거예요.

7 열심히 노력하고 있는데 가끔 너무 귀찮고,
그만하고 싶은 마음이 들 때가 있어요.
이럴 땐 어떻게 해야 할까요?

#귀찮을 때   #그만하고 싶을 때

힘들 때는 잠깐 쉬는 것도 좋습니다.
잠깐 쉬는 건 나쁜 일이 아닙니다.
잠깐 쉬면 힘이 생기지요.

하지만 기억할 게 있습니다.
'잠깐' 쉬는 거예요. 쭉 쉬면 안 돼요.
잠깐 쉬면서 지친 몸과 마음을 달랜 후에
건강한 몸을 위해 꼭 다시 도전하세요.

8. 살을 뺄 때는 몸무게를 너무 자주 재지 말라고 하더라고요. 몸무게는 1주일에 몇 번 재는 게 좋을까요?

#몸무게 재기

몸무게는 매일 조금씩 변합니다.
평소보다 많이 먹은 날은 몸무게가 늘어나 있고,
적게 먹은 날은 몸무게가 줄어들어 있습니다.
그런데 몸무게에 너무 신경 쓰면
스트레스를 받을 수 있습니다.

몸무게는 1주일에 1번 정도 재는 게 적당합니다.
몸무게는 시간을 정해 두고 재는 게 좋습니다.
월요일 아침, 금요일 저녁 등
시간을 정해 놓고 몸무게를 재 보세요.

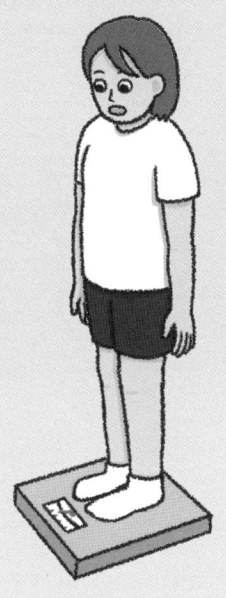

이 책을 만드는 데 도움 주신 분들

장애인 지원 기관에서 일하는 사람들

김경욱 별별생활체육센터 팀장

발달장애를 가진 사람들

김선교 네이버 핸즈 사원
김은비 사당어린이집 보조교사
장지용 한선 트레이딩 사원

쉽다, 살 빼기

초판 1쇄 발행 ○ 2021년 6월 15일
초판 2쇄 발행 ○ 2022년 12월 5일
지은이 ○ 건강의집 김창오 홍종원, 소소한소통

펴낸이 ○ 백정연
펴낸곳 ○ 소소한소통
편집 ○ 신수연
그림 ○ 이준엽
디자인 ○ 홍사강
출판등록 ○ 2018년 8월 1일 제2019-000093호
주소 ○ 서울특별시 영등포구 문래북로 116 트리플렉스 1504호
전화 ○ 02-2676-3974
팩스 ○ 02-2636-3975
이메일 ○ soso@sosocomm.com
홈페이지 ○ www.sosocomm.com

ISBN 979-11-91533-03-3 14330
ISBN 979-11-91533-02-6 (세트)
ⓒ소소한소통, 2021